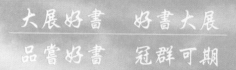

大展好書　好書大展
品嘗好書　冠群可期

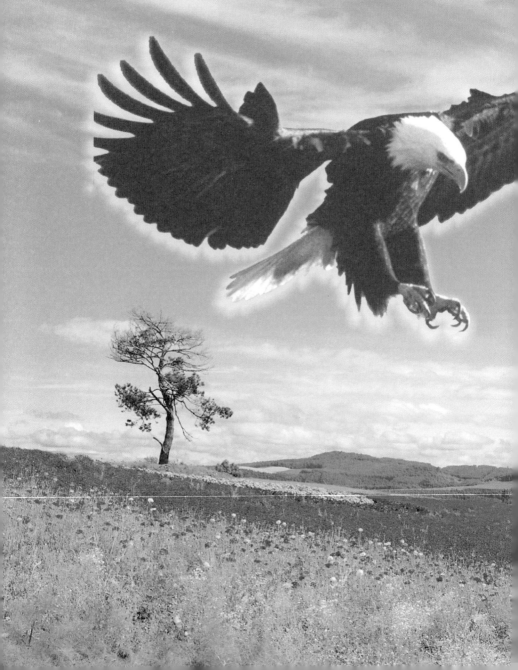

大展好書　好書大展
品嘗好書　冠群可期

傳統民俗療法 16

神奇 **刮痧** 療法

《160 種病症刮法》

童佼寅　主編

品冠文化出版社

前　言

　　現代人每天爲生活奔波，置身於緊張、焦慮、忙碌、壓力的環境中，再加上不當的飲食生活、環境污染、運動不足及藥物的濫用，以致身體新陳代謝不良、體內充滿毒素，抵抗力差，引起各種文明病及慢性疾病或瘀傷等，造成各種痧症產生。

　　本書所介紹的刮痧療法，是集局部按摩、穴道刺激、藥物治療於一體，功用甚多，治療範圍廣泛，對於生活忙碌的你一定有所幫助。

　　根據大量的臨床實績，證明刮痧療法具有簡便、經濟、適應症廣、療效明顯迅速且安全無副作用，以及易學易用易推廣等諸多特點，深受病患及醫療從業人員歡迎。對於地區而言，刮痧是值得推薦的初級衛生保衛和開發家庭醫療保健的簡便、實用且有效的療法。

　　世界衛生組織提出人人應該享有衛生保健的呼籲，而刮痧療法正是能夠實現這個偉大目標的一種有效療法，能夠爲大眾的衛生保健發揮其應有的作用。

　　只要學會刮痧的基本知識與技能，則人人都能夠得到健康，享有美好的人生。

目　錄

前　言 ……………………………………………… 3

一、刮痧的源流 ……………………………………… 7

1. 何謂刮痧 ……………………………………… 7
2. 刮痧的源流 …………………………………… 8
3. 刮痧療法的治病理論 ………………………… 9

二、刮痧用具 ………………………………………… 9

1. 刮痧板 ………………………………………… 9
2. 刮痧油 ………………………………………… 11
3. 清潔用紙 ……………………………………… 11

三、常用的刮痧體位 ……………………………… 11

1. 仰臥位 ………………………………………… 11
2. 俯臥位 ………………………………………… 12
3. 側臥位 ………………………………………… 12
4. 仰靠坐位 ……………………………………… 12
5. 俯臥坐位 ……………………………………… 13

四、常用的刮痧法 ………………………………… 14

1. 刮痧法 ………………………………………… 14

2. 撮痧法 ……………………………………… 14

3. 挑痧法 ……………………………………… 17

4. 拍痧法 ……………………………………… 18

五、刮痧注意事項與禁忌 ……………… 19

六、臨床治療 ……………………………… 21

1. 常見臨床症狀的刮痧部位 …………… 21

2. 呼吸系統疾病 ……………………………… 27

3. 循環系統疾病 ……………………………… 36

4. 消化系統疾病 ……………………………… 42

5. 代謝系統疾病 ……………………………… 60

6. 泌尿系統疾病 ……………………………… 67

7. 精神系統疾病 ……………………………… 74

8. 神經系統疾病 ……………………………… 80

9. 皮膚系統疾病 ……………………………… 95

10. 外科系統疾病 …………………………… 109

11. 男性疾病 ………………………………… 123

12. 婦科疾病 ………………………………… 131

13. 小兒科疾病 ……………………………… 152

14. 眼科疾病 ………………………………… 162

15. 耳鼻喉科疾病 …………………………… 171

一、刮痧的源流

1. 何謂刮痧

在暑夏，我們常會聽到「中痧」這個名詞，即暑痧，也就是中暑，是痧症中的一種。另外，還有風痧、青筋痧、啞巴痧、豬母痧等，因為範圍相當廣，所以痧症名稱也很多。

刮痧是運用刮痧器具刮拭皮膚表面以疏通經絡、排出痧毒進而治癒疾病的一種療法。也是古代人們透過長期與疾病戰鬥的過程中不斷吸取經驗而傳承下來的一種民俗療法。

具體而言，就是在體表特定部位塗抹刮痧用品，例如酒類、水類、植物油及藥劑類等，然後利用石器、陶器、木器、銅器、動物的角、殼等做成的器具，或是利用棉麻、毛線團、手指等對皮表反覆施以刮、捏、提、擠、刺、拍、挑等各種手法，使皮膚出現塊狀或點狀的紅、紫、黑斑點等，亦即所謂的「出痧」現象。是一種自然療法。

依病情輕重不同，出痧的程度也不同。重者呈紫紅色點狀或塊狀，甚至出現暗紫色血泡。輕者呈微紅點狀或片狀。健康的人多半不會出痧。

刮過後，該部位感覺溫熱、輕快，不適感去除，

關節活動順暢。

　　一般病症 2 天刮 1 次，最好等之前的出痧現象消失後再刮。5 次為一個療程，休息 4～6 天後再進入第 2 個療程。通常經過 5～10 次後即可顯著改善症狀，甚至痊癒。

2. 刮痧的源流

　　隨著社會的進步和科學的發展，傳統的刮痧療法有了新的發展。例如，研發新的刮痧用具，開拓更廣大的刮痧適應症，提高了療效，藉著豐富的刮痧理論，使這個古老療法煥然一新，在自然療法中佔有一席之地。

　　刮痧起源於神農、黃帝的遠古時代，歷史悠久，源遠流長。湖南省長沙馬王堆漢墓出土的春秋戰國時期的古老帛書『五十二病方』，是至今為止中國最古老的醫書。

　　書中介紹砭石的運用，以及利用砭石做為熱熨、使皮膚潮紅，甚至出現紅紫斑塊以治療疾病，這可說是刮痧療法的萌芽。

　　其後發展緩慢，多在民間流傳運用。直到唐朝，文獻才開始有用苧麻刮痧治療的記載。到了元、明兩代，很多地方流行使用湯匙、銅錢沾水或油刮背，藉此治療腹痛等症狀。到了清朝，刮痧療法十分盛行，也有很多這方面的著書出現，其中所收藏的病症多半因感染而引發。

　　隨著醫學科技的進步，刮痧療法也備受重視，探

討其理論以及臨床實踐者與日俱增，亦即刮痧療法在理論體系及臨床應用方面有了進一步的發展，成為完善的治療法。

3. 刮痧療法的治病理論

刮痧是集穴道刺激、局部按摩、藥物治療於一體的療法，因此，其治病機制是多面性的。

從體表——經絡——臟腑相關的學說來考慮，刮痧能夠使受刮的經絡穴道處充血，改善局部的血液循環、疏通經絡、調和營養、活血化淤、強健心肺、驅散風寒、消腫止痛，提高身體抵抗疾病的免疫力，進而達到保健強身治病的作用。

簡言之，即是能夠發揮排除痧毒的作用，同時，透過穴道與體表的刮拭和藥物用品，對病變部位發揮調節與治療作用。

二、刮痧用具

分為民間使用與專業使用兩者。前者種類繁多，而後者則較為細緻，多半以牛角製品為主，為方型刮板。

1. 刮痧板

早期民間使用的刮痧用具，包括石器、陶器、金

屬器、木器或動植物類等。

　　例如，使用鵝卵石、玉石等邊緣光滑的石器，或取邊緣光滑無破損的湯匙、小碗、杯、盤等。金屬器方面，則使用沒有殘缺的銅錢、銀幣、鋁幣等。至於木器，則選用質地堅實的木材，製成光滑、平或彎或稜角的刮痧板。

　　上述器具都是使用其邊緣來進行刮痧作業。

　　如果是選用動物類製品，則取質地堅硬強韌、周邊光滑、便於持握的羚羊角、水牛角、墨黑骨或貝殼等。若是植物類，則剝下苧麻皮，去除外皮晒乾，揉成小團備用。另外，還有利用適量頭髮、棉線等揉成團來加以使用。

　　一般的水牛角刮痧板，長約十公分、寬六公分，厚的一邊為〇‧五公分，薄的一邊為〇‧二公分。四角鈍圓，寬的一邊呈凹形（圖1）。

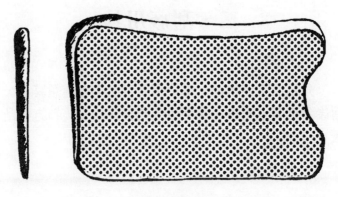

圖1　刮痧板

2. 刮痧油

為了減少刮痧時的阻力，避免皮膚受傷並增強療效，在進行刮痧前，要在刮拭部位表面塗抹適當的潤滑劑或中藥液等，也就是所謂的活血劑。

是由具有疏通經絡、活血化淤、消腫止痛等效果的多種中藥與潤滑油提煉而成的物質。可依不同疾病選用不同功效的藥液。

這些藥物可透過皮膚吸收發揮療效。有液狀或膏狀之分，可加以活用。

3. 清潔用紙

用來擦拭殘留在體表的刮痧油，以免弄髒衣服。可以使用韌性較佳的餐巾紙或衛生紙。刮完一處後，立即擦除殘存在體表的活血劑。

三、常用的刮痧體位

選擇體位時，原則上要考慮施術者操作方便，同時也要以病患舒適且能耐久的體位來進行。

1. 仰臥位

臉部朝上平躺。是適合用來刮拭臉部、手、胸腹、下肢前面區域的體位（圖2）。

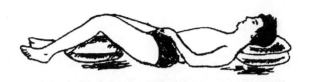

圖2　仰臥位

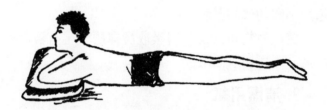

圖3　俯臥位

2. 俯臥位

　　臉部朝下平躺。是適合用來刮拭背、腰、下肢後面區域的體位（圖3）。

3. 側臥位

　　臉部朝向一側，稍微屈膝，身體側躺。是適合用來刮拭身體側面區域的體位（圖4）。

4. 仰靠坐位

　　仰面靠坐在椅上。是適合用來刮拭面頰、頸、上胸、肩、臂、腿、膝、腳踝等的體位（圖5）。

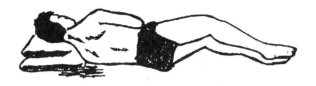

圖4　側臥位

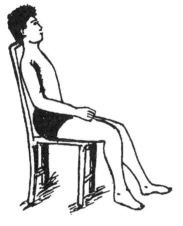

圖5　仰靠坐位

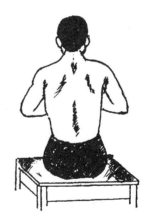

圖6　俯伏坐位

5. 俯臥坐位

　　反向坐在椅上，雙手平放於椅背上緣。是適合用來刮拭枕部、頂部、肩部、背部等的體位（圖6）。

四、常用的刮痧法

依手法特點的不同，刮痧的方法也不同，包括刮痧法、撮痧法（又分為挾痧法、擠痧法、抓痧法、扯痧法）、挑痧法、拍痧法等，以下逐一說明。

1. 刮痧法

又分為直接刮法與間接刮法。直接刮法是施術者手持刮痧器，在塗抹刮痧油的體表上直接刮拭的方法。

特點是受力重、具速效性（圖7）。

間接刮法則是在刮痧部位鋪上薄布紗，手持刮痧器在布上刮拭，亦即刮痧器不直接接觸患者皮膚的一種刮法。

特點是受力輕、動作柔（圖8）。

2. 撮痧法

施術者在患者體表的特定部位，用手指扯、挾、抓、擠，直到出現紅紫痧痕為止的一

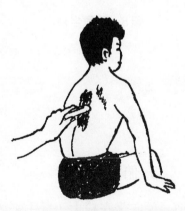

圖7　直接刮法

種方法。依指法和力道的不同，又分為挾法、擠法、
抓法、扯法。

　　挾法:施術者5指屈伸，用食指、中指的第2指節
對準撮痧部位，將皮膚和肌肉挾起，然後放鬆，反覆
進行到出現痧痕為止（圖9）。

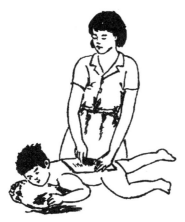

圖8　間接刮法

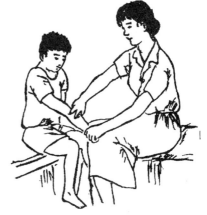

圖9　挾法

　　擠法：施術者的兩手拇指、食指同時置於撮痧部位，圍出 1～2 公分面積的表皮做對抗擠壓，直到出現痧痕為止（圖 10）。

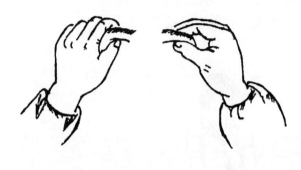

圖10　擠法

　　抓法：施術者的拇指、食指、中指 3 指對合用力，反覆持續交替提起撮痧部位，直到出現痧痕為止（圖 11）。

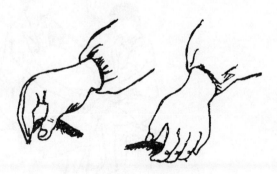

圖11　抓法

扯法:施術者的拇指，食指合力提扯撮痧部位，直到出現痧痕為止（圖12）。

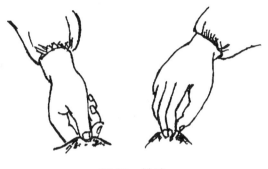

圖12　扯法

3. 挑痧法

　　施術者一手捏起皮肉，一手持針，輕快的刺入並挑起，繼而用雙手擠出暗紫色的瘀血。反覆進行數次後，最後用消毒棉球擦淨。當然事先要消毒挑痧部位（圖13）。

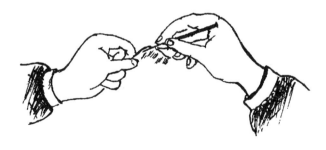

圖13　挑痧法

4. 拍痧法

施術者在塗抹刮痧油的部位，用雙掌有節奏的拍打，直到皮下出現紅點或皮膚泛紫為止（圖14）。

□神奇刮痧療法

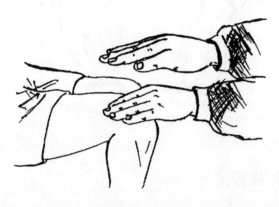

圖14　拍痧法

五、刮痧注意事項與禁忌

1. 做好清潔消毒工作。刮拭前，施術者的雙手、患者的刮拭部位及刮痧用具，都要清潔乾淨或消毒，以防感染。

2. 檢查刮痧用具是否完整無缺、光滑，以免患者受傷。

3. 保持室內通風良好，夏季宜清爽，冬季宜保暖，以免患者受到風寒。

4. 刮前要對患者說明，消除其恐懼心，可依病情需要，配合使用針灸、推拿、藥物等其他療法。

5. 身體發燒、孕婦、術後復原者、久病虛弱或年老體衰者，要禁刮或慎刮。另外，皮膚過敏或體部有黑痣、腫塊、手術瘢痕、外傷、潰瘍處，均不宜刮痧。

6. 法定傳染病及其他一些疾病，例如流行性腦膜炎、霍亂、重症肝炎、活動性肺結核、白喉、感染性皮膚病、梅毒、癌症末期等皆不宜刮痧。

7. 刮痧時，力道要均勻，不可忽重或忽輕，也不宜強力拉扯，以免損傷皮肉筋脈。

8. 體部有孔處，例如眼、鼻、口、肚臍、乳頭、生殖器等，皆不宜刮痧。

9. 過勞、酒醉、過飽、過飢或過渴時也要禁刮，

以防出現暈昏現象。萬一暈昏時，要立即停刮，平躺，鬆開衣領、腰帶，喝些溫水。可刮拭百會、人中、內關、湧泉、足三里等穴。

10.刮治後，用乾淨紙巾或毛巾擦乾刮拭部，但活血劑不宜擦乾淨。刮後休息半小時才可以活動，3～4小時後才能洗澡，禁洗冷水。

11.刮拭後1週內等紅斑消失後，可再進行第2次刮痧。如果刮拭部位不再出現紅斑，就表示症狀治癒。

12.刮拭後喝1大杯開水，能夠增加新陳代謝，排除毒素。

除此之外，也有一些禁刮症狀，例如，罹患出血性傾向的疾病（白血病、血小板減少、嚴重貧血、出血性潰瘍等）、末期腫瘤、嚴重的下肢靜脈曲張、嚴重高血壓或心臟病、哮喘持續發作狀態、骨折部位、幼兒的頭頸部與脊椎部等，皆要禁刮。

以下將就各科疾病的主要症狀和刮痧部位加以說明。

六、臨床治療

1.常見臨床症狀的刮痧部位

(1)發 燒

【主要症狀】體溫超過39℃時，稱為發燒。常見於急性感染、急性傳染病、寄生蟲病、中暑、風濕熱、結核、惡性腫瘤等。

【括痧順序】刮①太陽→②曲池→③合谷→④足三里→⑤太衝。

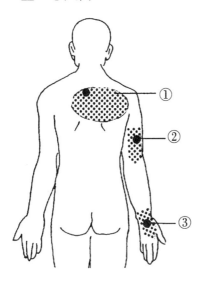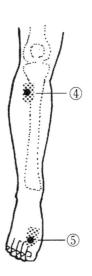

(2) 便　秘

【主要症狀】糞便難以排出的狀態，原因是大腸運動緩慢，水分過度被吸收，導致糞便乾燥堅硬，停留於腸腔，不易排出體外，2、3天甚至1週排便1次。

【刮痧順序】刮①骶叢→②天樞→③支溝→④陽陵泉。

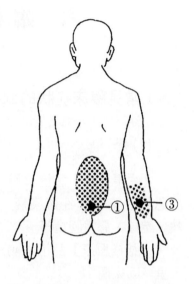

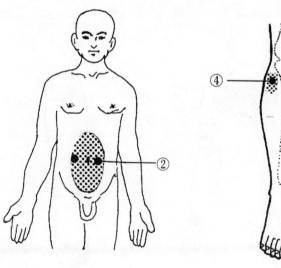

(3) 高血壓

【主要症狀】是指血壓比標準值更高的狀態。血壓為 160～95 以上稱為高血壓。症狀包括頭痛、頭重、耳鳴、肩膀痠痛、頭昏眼花、四肢發麻等高血壓性腦症，以及腦溢血、狹心症、心臟氣喘、心肌梗塞、心衰竭、腎衰竭、眼底出血及便秘等。

【括痧順序】刮①頸叢→②曲池→③外關→④風市→⑤足三里→⑥豐隆→⑦太衝。

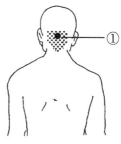

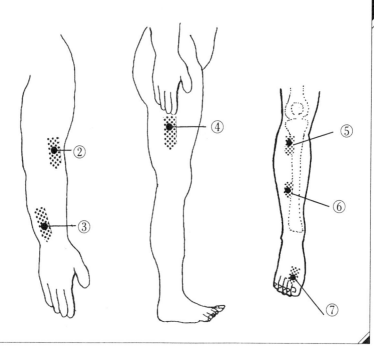

(4)失　眠

【主要症狀】是指難以入睡或睡眠較淺甚至徹夜未眠的狀態。會伴隨出現頭昏腦脹、精神不振、四肢無力、記憶力減退、食慾不振等症狀。

【刮痧順序】刮①內關→②神門。

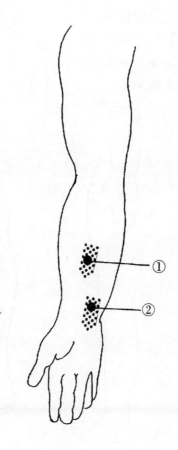

(5) 咳 嗽

【主要症狀】為肺部疾病的主要症狀之一。分為外感與內傷咳嗽。外感咳嗽多見於感染風寒之後,伴隨出現發燒、畏寒、鼻塞、頭痛、胸痛等症狀。內傷咳嗽多見於肺結核,伴隨出現低體溫、盜汗、咳痰、痰中帶血、疲倦、無力、消瘦等症狀。

【括痧順序】刮①肺俞→②肋間隙→③豐隆→④解谿→⑤列缺。

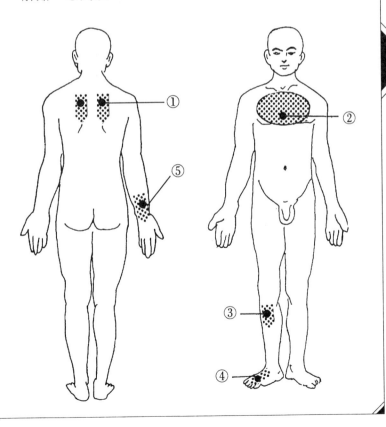

(6)腹 瀉

【**主要症狀**】經常伴隨腹痛出現。原因包括食物中毒（發燒、想吐）、赤痢（突然發燒 38～39℃）、過敏性大腸症候群（飲食後出現劇痛，與便秘交互出現）、心因性腹瀉（壓力等）以及急性腸炎（腹瀉的糞便摻雜黏液和不消化物，但沒有出現高燒）。

【**括痧順序**】刮①天樞→②內關→③足三里→④上巨虛→⑤三陰交。

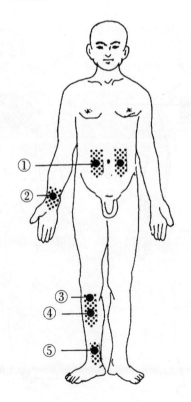

2.呼吸系統疾病

(1)感　冒

【主要症狀】俗稱傷風，是一種常見的外感疾病。由於起居不慎、正氣不足、感受到外邪而引起。一年四季都可能發生，尤其以冬春兩季最多見。症狀是畏寒、發燒、鼻塞、流鼻水、頭痛、四肢痠痛、咳嗽、打噴嚏等。

【括痧順序】刮①頭六片→②項叢→③項三線→④太陽→⑤大椎→⑥曲池→⑦外關→⑧合谷→⑨足三里。

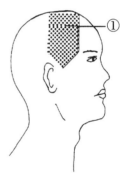

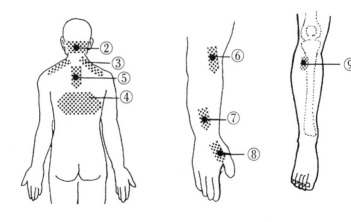

(2)支氣管炎

【主要症狀】是指支氣管黏膜的發炎症狀。有急性與慢性之分。急性的主要症狀是咳嗽、有痰、發燒。原因是細菌與病毒等。約 2 週內就能夠痊癒。慢性的主要症狀是咳嗽、有痰的症狀在 1 年中會持續 3 個月左右，且有喘氣現象。原因包括空氣中的灰塵、花粉、黴菌的孢子、菸、大氣污染等。

【括痧順序】刮①項叢→②太陽→③膻中→④中府→⑤曲池→⑥尺澤→⑦外關→⑧內關→⑨足三里→⑩豐隆→⑪三陰交。

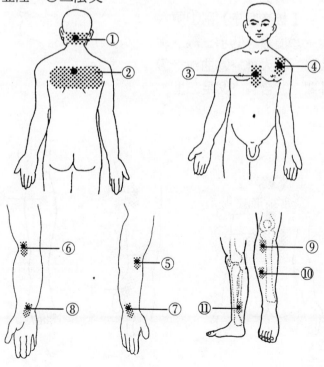

(3)肺　炎

【主要症狀】醫學上分為由細菌或病毒感染而引起的感染性肺炎，以及除此之外的非感性肺炎。感染性肺炎又分為大葉性肺炎與支氣管肺炎。

　　感染性肺炎的原因是肺炎球菌、葡萄球菌、肺炎桿菌、結核菌。非感染性肺炎的原因是來自癌細胞的轉移、結締組織疾病、過敏性或免疫疾病。

【括痧順序】刮①項叢→②項三線→③肺俞→④膻中→⑤中府→⑥曲池→⑦尺澤→⑧足三里→⑨豐隆。

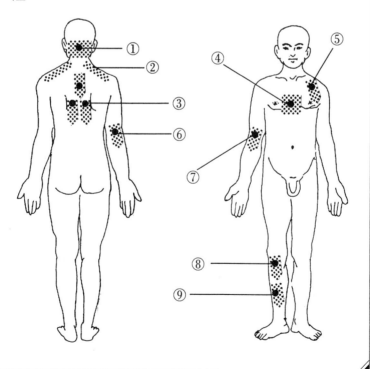

(4)肺氣腫

【主要症狀】早期主要是以氣喘的方式表現出來。一旦疲勞，則症狀惡化，唇甲泛紫，持續進行會出現桶狀胸等。晚期發展為心力衰竭、肝脾腫大、下肢水腫，甚至出現腹水等。

【括痧順序】刮①太陽→②腎俞→③膻中→④中府→⑤尺澤→⑥內關→⑦合谷→⑧足三里→⑨豐隆→⑩太衝。

□神奇刮痧療法

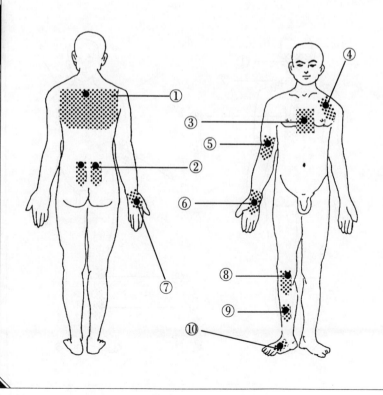

(5)哮 喘

【**主要症狀**】呼吸急促者謂之喘，喉中痰鳴者謂之哮，是一種常見的發作性過敏性呼吸系統疾病。過敏原為細菌、病毒、塵埃、化學氣體、花粉等。初期症狀是打噴嚏、咽喉發癢、胸悶等。若未能及時治療，就會迅速演變成哮喘。一旦出現急性發作時，會有呼吸急促、哮鳴、咳嗽、咳痰、難以平臥等症狀，快則數小時、慢則數日才能紓解。病情惡化時，會併發阻塞性肺氣腫。

【**括痧順序**】刮①項叢→②太陽→③腎俞→④骶叢→⑤膻中→⑥中府→⑦氣海→⑧關元→⑨內關→⑩神門→⑪足三里→⑫豐隆→⑬三陰交。

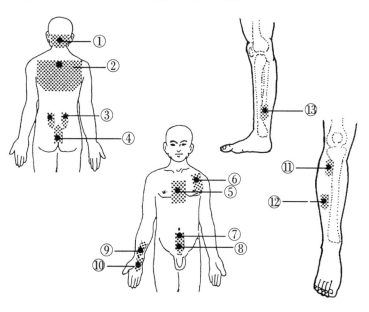

(6)肺結核

【主要症狀】因結核菌而使肺受損的疾病。主要症狀是咳嗽、有痰(帶血)、胸或背部疼痛、潮熱盜汗。起初咳嗽不已，精神不振，食慾減退，日益消瘦，胸部隱隱作痛，偶爾發現痰中帶血，繼而咳嗽加劇，乾咳少痰，下午兩頰泛紅、盜汗，甚至大量咯血。

【括痧順序】刮①項叢→②太陽→③膻中→④中府→⑤尺澤→⑥孔最→⑦內關→⑧曲池→⑨合谷→⑩三陰交→⑪太衝。

【注意事項】有開放性肺結核、咯血患者，禁刮。

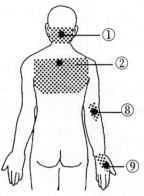

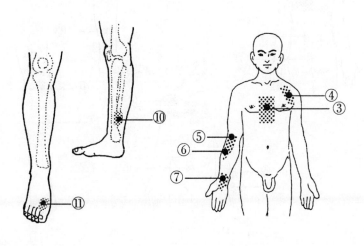

(7)痰　飲

【主要症狀】胃中有脹水聲，關節不暢，四肢微腫。

【括痧順序】刮①項叢→②項三線→③太陽→④骶叢→⑤天樞→⑥氣海→⑦關元→⑧內關→⑨神門→⑩足三里→⑪豐隆→⑫三陰交。

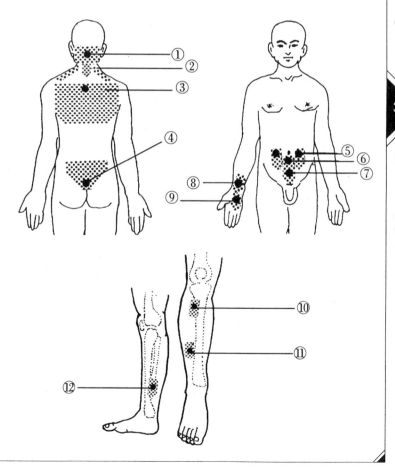

(8)慢性支氣管炎

【**主要症狀**】支氣管黏膜慢性發炎的症狀。空氣中的灰塵、花粉、黴菌的孢子、大氣污染及菸等,都是原因。咳嗽、有痰的症狀在1年中會持續出現3個月左右,或持續出現2年以上,同時也會引起氣喘。

【**括痧順序**】刮①項叢→②太陽→③膻中→④中府→⑤天樞→⑥關元→⑦曲池→⑧外關→⑨尺澤→⑩內關→⑪足三里→⑫豐隆→⑬三陰交。

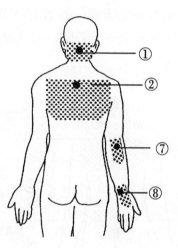

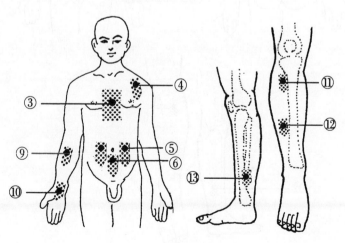

(9) 支氣管擴張

【主要症狀】反覆咳嗽、咳痰、喀血，聽診時，肺部有潮濕的雜音。

【括痧順序】刮①膻中→②曲池→③尺澤→④孔最→⑤內關→⑥足三里→⑦豐隆→⑧三陰交。

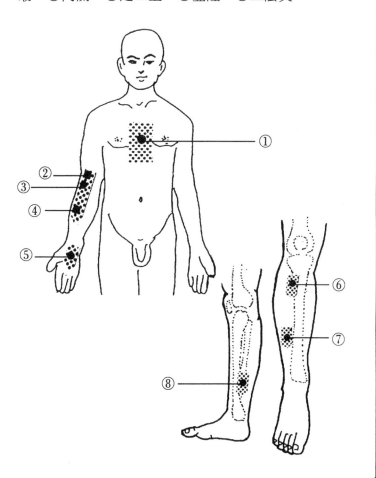

3. 循環系統疾病

(1)心肌梗塞

【主要症狀】心臟壁部分壞死的狀態。主要症狀是前胸出現疼痛及壓迫感持續出現 30 分鐘左右（反覆出現持續 1～2 天）、心律不整、心臟衰竭、發燒。患者以男性佔壓倒性多數。

【括痧順序】刮①太陽→②膻中→③中府→④內關→⑤神門→⑥足三里→⑦三陰交→⑧太衝。

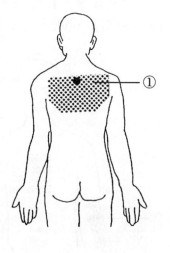

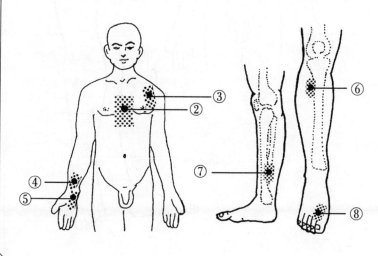

(2)冠心病

【主要症狀】由於冠狀動脈粥樣硬化或突然痙攣導致心肌缺血、缺氧而引起的。主要症狀是胸前有絞緊、壓迫感，嚴重時，甚至蔓延到咽部、左肩臂。伴隨心悸、呼吸急促等症狀出現。唇甲泛紫、四肢冰冷、心律不整、脈弱。每次發作時間為1～數分鐘。過度勞累、情緒激動、暴食或氣候突變時，都可能會誘發疼痛。

【括痧順序】刮①項叢→②太陽→③心俞→④腎俞→⑤中府→⑥膻中→⑦關元→⑧足三里→⑨三陰交→⑩太衝→⑪內關→⑫神門。

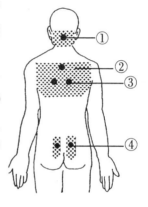

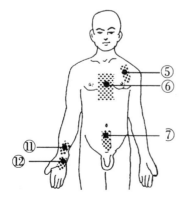

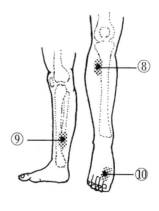

(3)健　忘

【主要症狀】由於腦力衰弱、記憶力減退而遇事健忘的一種病症。多半因為思慮過度而傷及心脾，或精虧髓減而腦部營養不足所致。

【括痧順序】刮①四神聰→②頭六片→③項叢→④項三線→⑤太陽→⑥內關→⑦神門→⑧足三里→⑨豐隆→⑩太谿→⑪太衝。

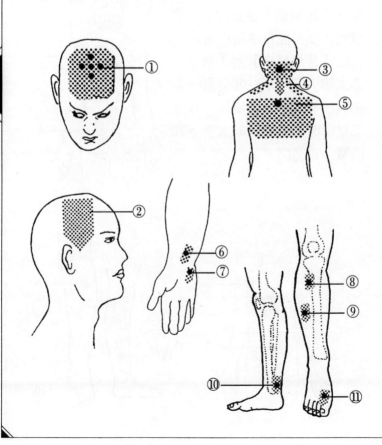

(4)眩 暈

【主要症狀】是一種常見的症狀。經常出現在高血壓、動脈硬化、貧血、神經官能症、梅尼埃爾症候群（耳性眩暈病）等疾病中。眩指眼花，暈指頭暈，兩者往往同時存在，所以統稱為眩暈。輕者閉目即止，重者頭暈目眩，伴隨出現噁心、嘔吐、出汗等症狀，甚至昏倒。

【括痧順序】刮①四神聰→②頭六片→③項叢→④項三線→⑤太陽→⑥內關→⑦神門→⑧合谷→⑨足三里→⑩豐隆→⑪太衝。

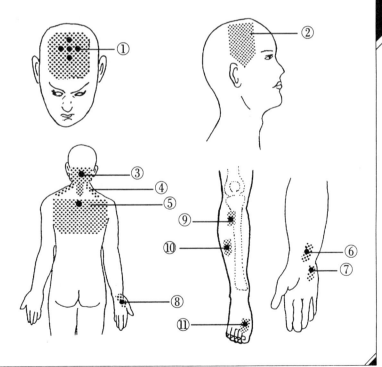

(5)心律不整

【主要症狀】心跳過快（100～150 次／分）或過慢（低於 60 次／分）及不規則的心跳。正常成人在安靜的狀態下每分鐘心跳 70～80 次。出現心力衰竭、心肌炎、急性心肌梗塞、貧血、甲狀腺功能亢進、休克、急性顱內病變、藥物中毒、電解質紊亂時，都可能會引起心律不整。

【括痧順序】刮①內關→②神門→③膻中→④天樞→⑤關元→⑥心俞→⑦腎俞→⑧骶叢→⑨三陰交。

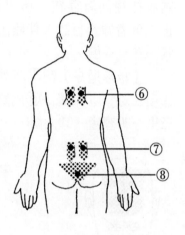

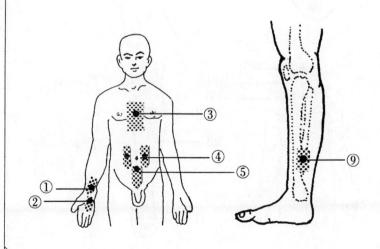

(6)病毒性心肌炎

【主要症狀】早期會出現發燒、咽痛、全身痠痛、腹瀉等症狀。持續惡化時,會出現胸悶、胸痛、心悸、無力、氣短、頭暈等症狀。

【括痧順序】刮①項叢→②太陽→③心俞→④腎俞→⑤膻中→⑥中府→⑦天樞→⑧關元→⑨足三里→⑩三陰交→⑪曲池→⑫內關→⑬神門。

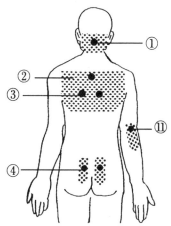

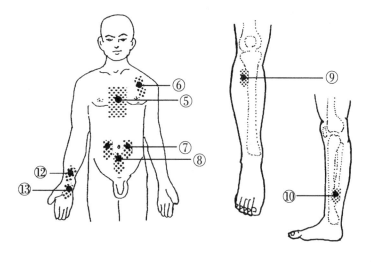

4.消化系統疾病

(1)瘧 疾

【主要症狀】俗稱「打擺子」，多半發生於夏秋之間。發作時會打哆嗦，出現高燒、出汗後燒退如常人。發病之初，汗毛直立、呵欠連連、無力、四肢痠痛、發燒、頭痛、面色潮紅、口渴。

【刮痧順序】刮①項叢→②項三線→③骶叢→④天樞→⑤氣海→⑥曲池→⑦合谷→⑧內關→⑨足三里。

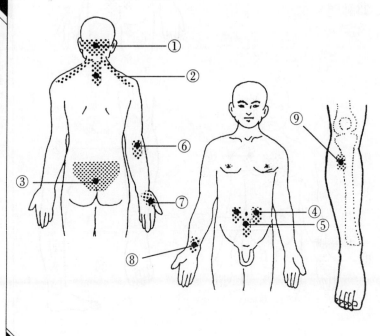

(2) 黃 疸

【主要症狀】罹患肝炎、肝硬化或膽結石症時，都可能引起黃疸。主要症狀是顏面及身上的皮膚和眼睛泛黃，尿液呈黃紅色。

【括痧順序】刮①項叢→②太陽→③骶叢→④中脘→⑤天樞→⑥氣海→⑦內關→⑧神門→⑨外關→⑩足三里→⑪陽陵泉→⑫三陰交→⑬公孫→⑭太衝。

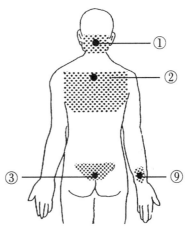

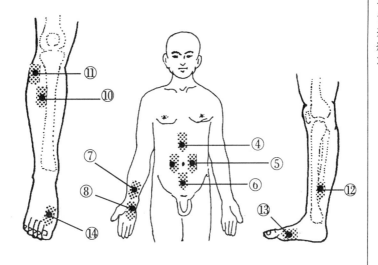

(3)肝硬化

【主要症狀】肝臟組織纖維化呈小結狀或變硬的狀態。主要症狀是手掌膨脹部發紅、手臂和頸部及肩膀附近細小血管擴張、男性乳房增大、痔瘡出血、血便、腹部皮膚可以看到靜脈、食道靜脈呈瘤狀擴張、吐血、意識昏迷、昏睡、吐血等。

【括痧順序】刮①項叢→②項三線→③太陽→④腎俞→⑤骶叢→⑥內關→⑦神門→⑧合谷→⑨足三里→⑩陰陵泉→⑪三陰交→⑫公孫→⑬太衝→⑭血海。

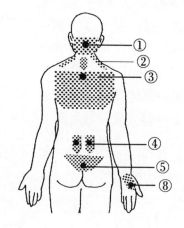

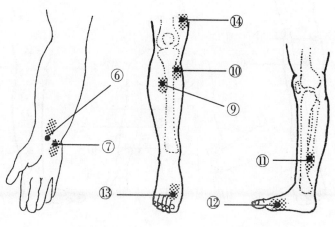

(4)膽囊炎

【主要症狀】膽囊發炎的疾病。主要症狀是上腹或右下腹感覺不適、持續性鈍痛、右肩疼痛、腹脹、噯氣、胃灼熱、噁心。食用油膩食品或脂肪類食品後症狀加劇。

【刮痧順序】刮①項叢→②項三線→③太陽→④膻中→⑤天樞→⑥曲池→⑦內關→⑧神門→⑨陽陵泉→⑩足三里→⑪豐隆→⑫太衝。

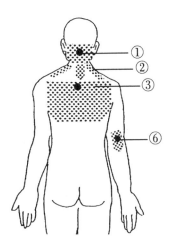

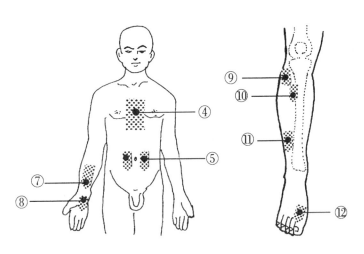

□神奇刮痧療法

(5)急性胃炎

【主要症狀】是指胃黏膜的急性發炎。症狀是噁心、腹脹感、心窩壓迫感、胃痛、胃灼熱、舌頭泛白、吐血、口臭、發燒。原因是暴飲暴食、飲酒過量、身心承受壓力以及鎮痛劑等藥物的副作用。

【括痧順序】刮①項叢→②項三線→③太陽→④骶叢→⑤膻中→⑥中脘→⑦中樞→⑧關元→⑨內關→⑩神門→⑪合谷→⑫足三里→⑬三陰交→⑭公孫→⑮太衝。

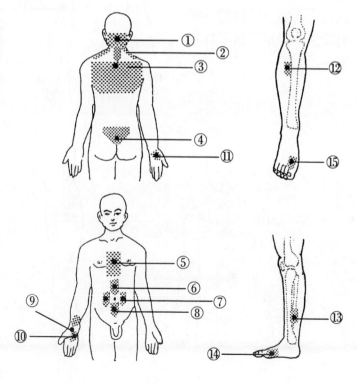

(6)慢性胃炎

【主要症狀】慢性胃黏膜的發炎。症狀是食慾不振、胃不消化、噁心、舌頭泛白、噯氣、吐血。原因在於因為老化而胃黏膜變薄、飲食不規律、偏食、刺激物攝取過多、身心承受壓力、不健康的生活等。

【括痧順序】刮①項叢→②太陽→③腎俞→④中脘→⑤天樞→⑥陰陵泉→⑦足三里→⑧三陰交→⑨公孫→⑩太衝。

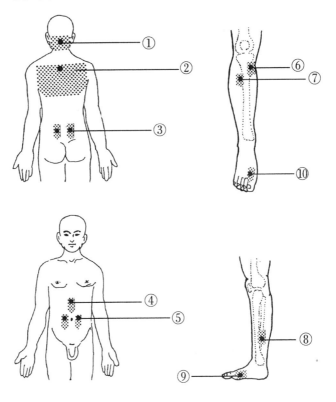

(7)神經性胃炎

【主要症狀】與情緒、壓力等有密切關係。主要症狀是噁心、嘔吐、厭食、噯氣、腹脹、上腹不適或疼痛等。

【刮痧順序】刮①項叢→②項三線→③太陽→脾俞④→⑤胃俞→⑥骶叢→⑦中脘→⑧天樞→⑨內關→⑩神門→⑪合谷→⑫足三里→⑬三陰交→⑭公孫→⑮太衝。

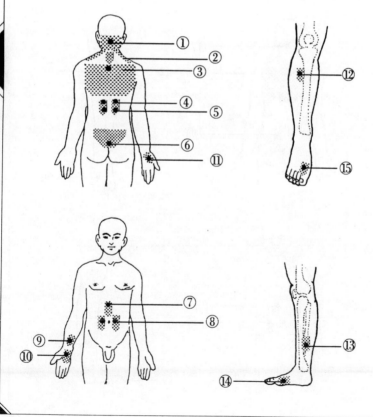

(8) 膽結石

【主要症狀】膽囊或膽管中生成膽結石而引起的症狀。主要症狀是膽絞痛、腹痛、背部有壓迫感、便秘、發燒、黃疸、食慾不振。同時，油膩食物攝取過多時，右上腹與背部會出現發作性的疼痛。

【括痧順序】刮①項叢→②太陽→③肝俞→④膽俞→⑤腎俞→⑥骶叢→⑦中脘→⑧天樞→⑨氣海→⑩關元→⑪陽陵泉→⑫足三里→⑬三陰交→⑭公孫→⑮太衝→⑯內關→⑰神門→⑱合谷。

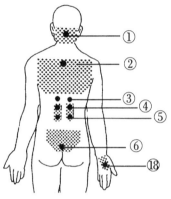

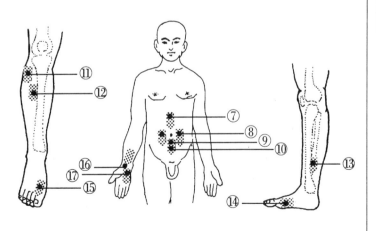

(9)慢性闌尾炎

【主要症狀】右下腹反覆出現疼痛、噁心、腹脹、腹瀉、便秘等。

【括痧順序】刮①天樞→②曲池→③內關→④合谷→⑤神門→⑥足三里→⑦太衝→⑧公孫→⑨骶叢。

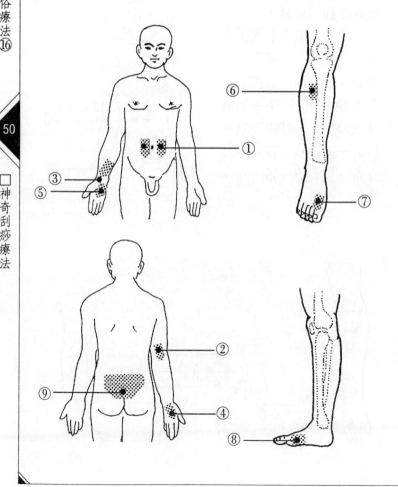

(10)慢性結腸炎

【主要症狀】慢性腸部發炎的疾病。症狀是腹瀉、發燒、腹痛、失水、貧血。原因包括過敏、自體免疫與情緒壓力等。

【括痧順序】刮①項叢→②太陽→③骶叢→④天樞→⑤氣海→⑥關元→⑦足三里→⑧三陰交→⑨公孫→⑩太衝。

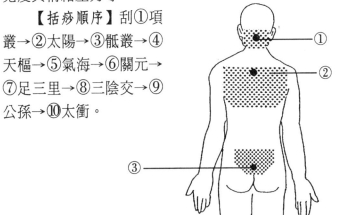

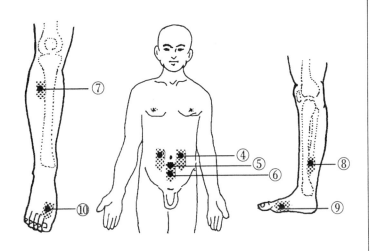

(11)胃、十二指腸潰瘍

【主要症狀】胃、十二指腸黏膜糜爛的狀態。胃潰瘍多半於飯後疼痛，十二指腸潰瘍多半在空腹時疼痛。腹痛時大部分是隱隱作痛、燒灼痛、鈍痛、飢餓痛或劇痛，會伴隨出現噯氣、噁心、嘔吐、吐血等症狀。

【括痧順序】刮①項叢→②太陽→③脾俞→④胃俞→⑤骶叢→⑥中脘→⑦天樞→⑧內關→⑨神門→⑩合谷→⑪梁丘→⑫血海→⑬足三里→⑭三陰交→⑮太衝。

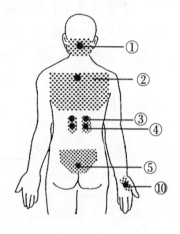

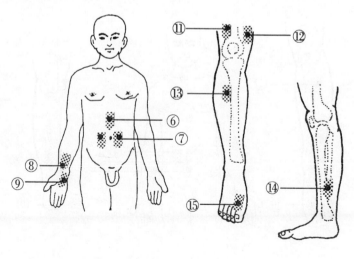

(12)腹 痛

【主要症狀】是指肋弓以下、恥骨上緣與腹股溝以上部位的疼痛。罹患腹腔器官疾病時，都可能會引起腹痛。從下腹到腰的整個腹部疼痛時，疑似腹膜炎或便秘。右下腹疼痛時，疑似闌尾炎。排尿時下腹痛則疑似膀胱炎。

【括痧順序】刮①項叢→②太陽→③中脘→④天樞→⑤關元→⑥內關→⑦神門→⑧合谷→⑨足三里→⑩三陰交。

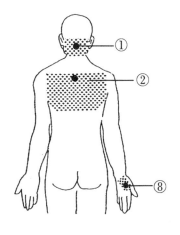

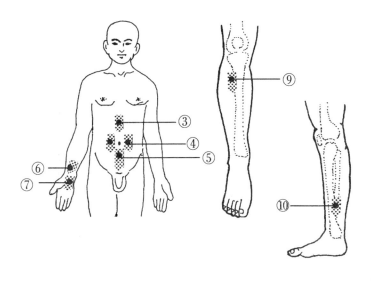

(13)慢性胰臟炎

【主要症狀】胰臟萎縮、變硬的疾病。原因在於暴食、飲酒過度，也可能因膽結石、膽囊炎等膽道的疾病而引起。主要症狀是上腹部疼痛、消化不良、食慾不振、黃疸、糖尿病。

【括痧順序】刮①項叢→②太陽→③中脘→④天樞→⑤內關→⑥神門→⑦曲池→⑧合谷→⑨足三里→⑩豐隆→⑪三陰交。

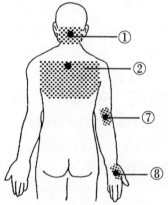

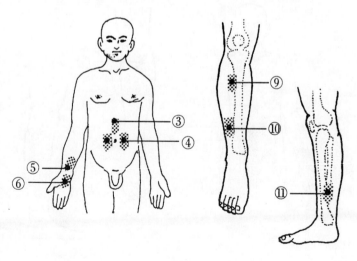

(14)胃 痛

【主要症狀】疼痛多半發生在上腹心窩處及其附近部位，胃痛常見於急性與慢性胃炎、胃或十二指腸潰瘍以及胃神經官能症等。胃部出現灼熱感、脹痛或隱隱作痛。

【括痧順序】刮①項叢→②脾俞→③胃俞→④腎俞→⑤天樞→⑥內關→⑦神門→⑧合谷→⑨足三里→⑩公孫→⑪太衝。

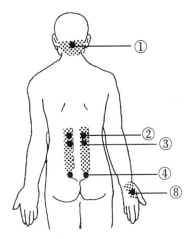

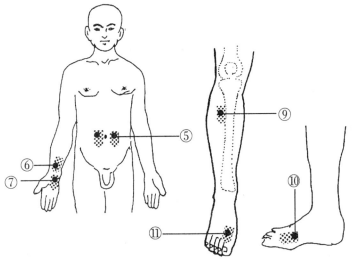

(15) 胃下垂

【主要症狀】胃的位置成縱走而下垂。虛弱體質的人腹肌無力，容易出現胃下垂。另外，自主神經失常或神經質的人也容易發生胃下垂。主要症狀是食慾減退、腹脹，有時也會出現便秘、腹瀉、頭暈、乏力、心悸、失眠、多夢等症狀。

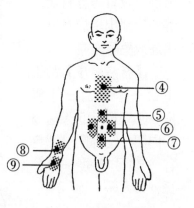

【括痧順序】刮①四神聰→②項叢→③太陽→④膻中→⑤中脘→⑥天樞→⑦關元→⑧內關→⑨神門→⑩足三里→⑪三陰交→⑫公孫→⑬太衝。

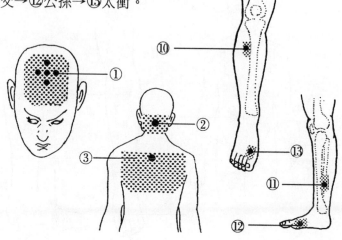

(16)嘔 吐

【主要症狀】是胃神經官能症的主要表現之一，係因高級神經功能紊亂引起的胃腸功能失調。嘔吐多半與不良的精神刺激及飲食失調等有關。另外，出現高燒或罹患急性胃腸炎、肝炎、胰腺炎、膽囊炎、內耳疾病時，也會引起嘔吐。內容物會不由自主的經由食道而從口中噴出。

【括痧順序】刮①項叢→②脾俞→③腎俞→④膻中→⑤天樞→⑥內關→⑦神門→⑧足三里→⑨豐隆→⑩太衝。

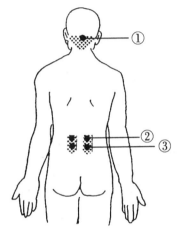

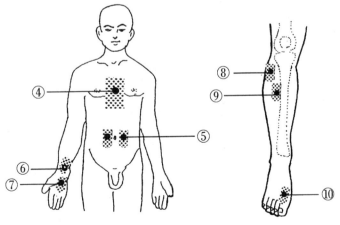

(17) 鼓 脹

【**主要症狀**】是指腹部腫脹如鼓的症狀。多見於各種疾病的晚期，例如肝硬化、結核性腹膜炎、黑熱病、血吸蟲病晚期、疳疾(小孩餵養不當或受疾病影響，脾胃受損，全身虛弱羸瘦的一種慢性病)等。在中醫則有氣鼓與水鼓之分。主要症狀是腹部脹大、皮膚蒼黃。

【**括痧順序**】刮①項叢→②太陽→③骶叢→④膻中→⑤天樞→⑥氣海→⑦關元→⑧內關→⑨神門→⑩足三里→⑪陰陵泉→⑫太衝→⑬太谿。

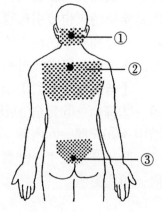

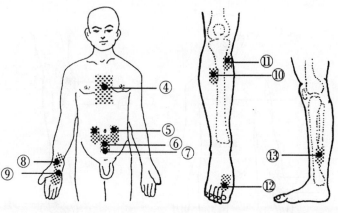

(18)打　嗝

【主要症狀】喉間呃呃作響，聲短而頻繁，不能自制。多半是飲食沒有節制、脾胃虛弱導致胃氣向上逆流所致。

【括痧順序】刮①項叢→②太陽→③脾俞→④胃俞→⑤膻中→⑥天樞→⑦內關→⑧神門→⑨足三里→⑩豐隆。

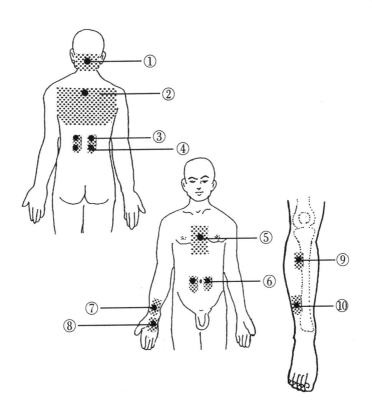

5.代謝系統疾病

(1)糖尿病

【主要症狀】血中葡萄糖濃度升高的疾病。與遺傳有關，另外，暴飲暴食、肥胖、運動不足等也是原因。糖尿病最可怕的，就是血管障礙的併發症，例如腦中風、心肌梗塞、視網膜症、腎盂腎炎、腎小球硬化症、腎病變症候群。主要症狀是口渴、多尿、糖尿、空腹感強烈、全身倦怠、消瘦。

【括痧順序】刮①項叢→②太陽→③腎俞→④骶叢→⑤曲池→⑥合谷→⑦內關→⑧魚際→⑨委中三線→⑩足三里→⑪三陰交→⑫太谿→⑬太衝→⑭天樞→⑮關元。

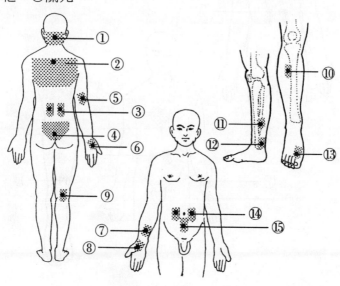

(2) 甲狀腺功能亢進症

【主要症狀】甲狀腺激素功能過剩的狀態。惡化時，會對心血管造成極大的負擔。同時罹患腦溢血而變成腦梗塞的危險性增大。症狀是心悸、手發抖、體重減輕、暴躁易怒、容易流汗、精神緊張、注意力不集中、食慾亢進等。

【括痧順序】刮①項叢→②太陽→③天突→④膻中→⑤天樞→⑥曲池→⑦內關→⑧神門→⑨合谷→⑩足三里→⑪三陰交→⑫公孫→⑬太衝。

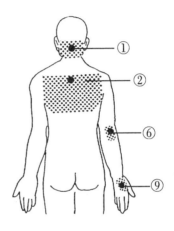

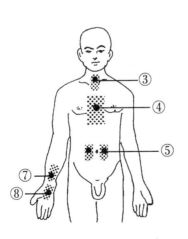

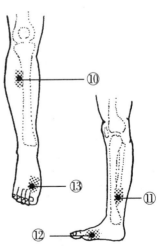

(3)甲狀腺功能減退症

【主要症狀】甲狀腺激素缺乏、功能減退的狀態。換言之，是指促進身體代謝的甲狀腺激素分泌較少的狀態。症狀是全身倦怠、四肢冰冷、不易出汗、皮膚乾燥、聲音嘶啞、容易掉髮、浮腫、一片茫然、健忘、腹脹、便秘等。

【括痧順序】刮①項叢→②項三線→③太陽→④腎俞→⑤骶叢→⑥膻中→⑦中脘→⑧天樞→⑨氣海→⑩關元→⑪內關→⑫神門→⑬足三里→⑭懸中→⑮三陰交→⑯公孫→⑰太衝。

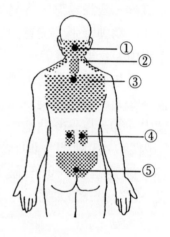

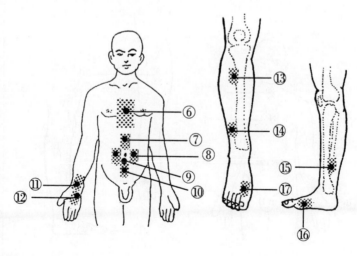

(4)痛　風

【主要症狀】血中尿酸增加，積存在關節或腎臟的疾病。反覆發作時，關節會變形。主要症狀是腳拇趾根部疼痛、疼痛部分紅腫、關節變形、出現痛風結節（耳垂、手肘、手指會長出結來），容易併發腎結石、腎絞痛、血尿。不只是腳拇趾，腳背、膝蓋、手指、肩膀也會疼痛。

【括痧順序】刮①項叢→②項三線→③太陽→④腎俞→⑤骶叢→⑥肩髃→⑦腋前線→⑧腋後線→⑨曲池→⑩外關→⑪合谷→⑫中渚→⑬液門→⑭神門→⑮委中→⑯陽陵泉→⑰崑崙。

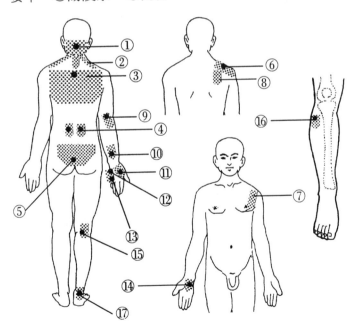

(5)肥　胖

【主要症狀】是指超過標準體重 20% 以上的狀態。標準體重的簡易公式是：

標準體重(公斤) = 身高(公分) − 105(女性110)

若為標準體重的 20% 以上，則視為肥胖症。隨著生活水準提高，肥胖人口逐漸增加。主要症狀是容易疲倦、無力、氣短、嗜睡、食慾亢進、腰背痠痛、關節痛、怕熱、多汗等。

【括痧順序】刮①項叢→②項三線→③太陽→④腹部→⑤內關→⑥外關→⑦梁丘→⑧血海→⑨足三里→⑩豐隆→⑪公孫。

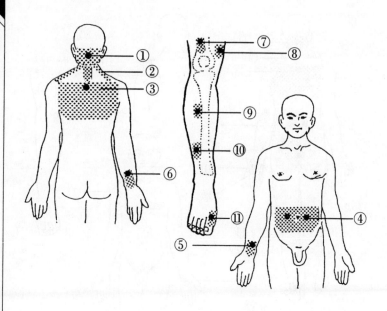

(6)消 渴

【主要症狀】這是以多飲、多食、多尿、容易疲倦、身體消瘦、尿濁、尿有甜味為特徵的一種疾病。消渴病的發生有逐年增加的趨勢。

【括痧順序】刮①項叢→②太陽→③腎俞→④骶叢→⑤膻中→⑥天樞→⑦關元→⑧內關→⑨神門→⑩委中→⑪足三里→⑫三陰交→⑬太谿→⑭公孫→⑮太衝。

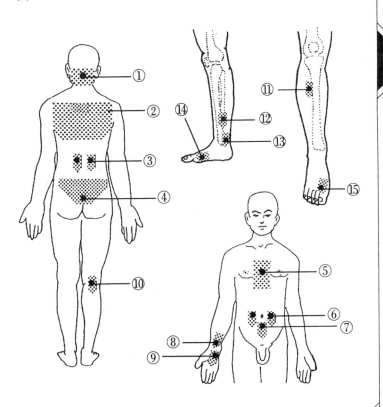

□神奇刮痧療法

(7)高血脂症

【主要症狀】血中脂肪過多的狀態。患者會反覆出現腹痛，伴隨出現高燒，皮膚和黏膜出現黃色丘疹。此外，也可能會引起心絞痛。

【括痧順序】刮①項叢→②項三線→③太陽→④骶叢→⑤內關→⑥神門→⑦委中→⑧血海→⑨足三里→⑩豐隆→⑪三陰交→⑫崑崙→⑬太衝→⑭天樞。

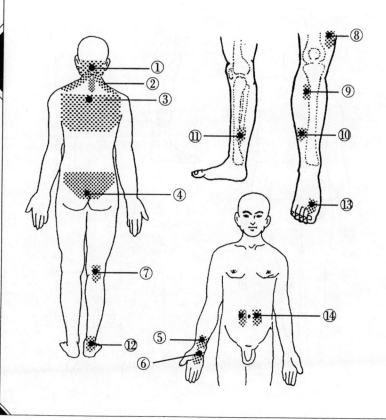

6. 泌尿系統疾病

(1) 急性腎炎

【主要症狀】幾乎都是由於扁桃腺炎及咽炎所造成的，以兒童較多見。最初症狀是尿變成如可樂般的顏色。症狀較輕的人，只是臉稍微浮腫而已。在1~2個月內就會好轉。主要症狀是尿量減少、尿蛋白、血尿、浮腫、血壓上升、疲勞、腰痛、食慾不振等。

【括痧順序】刮①項叢→②太陽→③腎俞→④骶叢→⑤膻中→⑥中脘→⑦天樞→⑧曲池→⑨列缺→⑩合谷→⑪內關→⑫足三里→⑬陰陵泉→⑭三陰交→⑮太谿→⑯太衝。

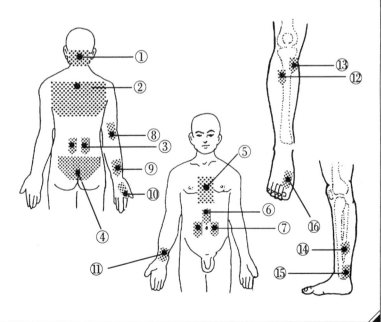

(2) 慢性腎炎

【**主要症狀**】慢性化的腎小球發炎症狀。自覺症狀較少，多半是經由健康檢查才察覺到。主要症狀是蛋白尿、血尿、水腫、高血壓、腎衰竭。

【**括痧順序**】刮①項叢→②腎俞→③骶叢→④關元→⑤曲池→⑥外關→⑦內關→⑧血海→⑨足三里→⑩三陰交→⑪太谿。

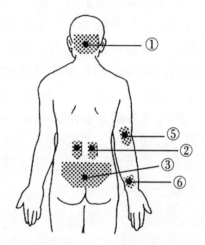

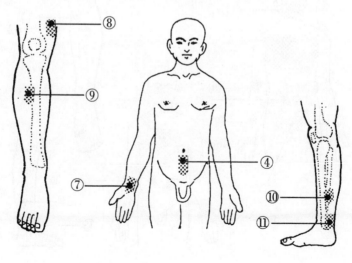

(3)膀胱炎

【主要症狀】膀胱發炎的症狀。女性佔壓倒性多數。原因是葡萄球菌、大腸菌、腸傷寒、結核、膀胱結石、膀胱腫瘤、藥物的刺激等。主要症狀是頻尿、排尿時有刺痛感、尿液混濁、少許血尿、輕度腰痛、發燒（38℃以下）。

【括痧順序】刮①項叢→②腎俞→③骶叢→④天樞→⑤關元→⑥合谷→⑦委中→⑧陰陵泉→⑨足三里→⑩三陰交→⑪太衝。

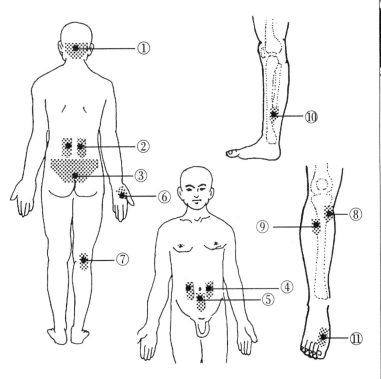

(4)膀胱結石

【主要症狀】膀胱出現結石的狀態。排尿痛會由膀胱擴散到外陰部、肛門等。因腦或脊髓疾病而臥病在床者較容易出現。主要症狀是排尿痛、排尿障礙、血尿、腰背及下腹部出現強烈絞痛，患者臉色蒼白、坐立不安，出汗，有噁心感。

【括痧順序】刮①腎俞→②骶叢→③天樞→④氣海→⑤關元→⑥內關→⑦血海→⑧陰陵泉 8→⑨三陰交。

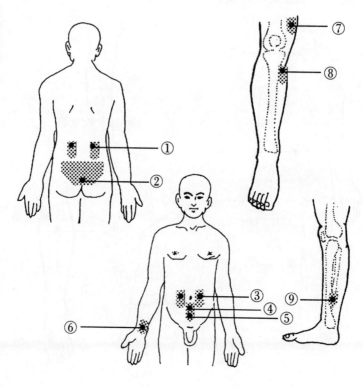

(5)尿道炎

【主要症狀】有急性與慢性之分。急性尿道炎較常見，多半是由於性交、自慰而將細菌帶入尿道而引起感染。主要症狀是尿道口紅腫、有膿，排尿時出現燒灼痛。慢性尿道炎多半是急性尿道炎治療不完全而引起的後遺症，但也可能是慢性前列腺炎、尿道狹窄或其他尿道畸形所引起的。主要症狀是尿道出現分泌物、尿中白血球數增加。

【括痧順序】刮①項叢→②腎俞→③骶叢→④天樞→⑤關元→⑥陰陵泉→⑦足三里→⑧三陰交→⑨太衝。

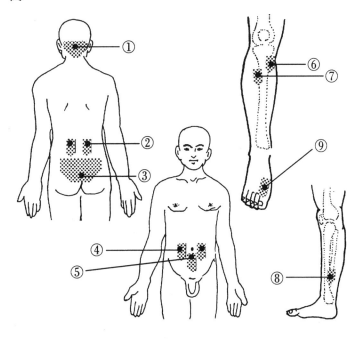

(6)尿失禁

【主要症狀】排尿困難、尿急、小便脹痛、膀胱膨脹。一旦咳嗽、打噴嚏、哭笑激烈而導致腹壓驟然增加時，就會造成尿液外溢。

【括痧順序】刮①項叢→②太陽→③腎俞→④骶叢→⑤天樞→⑥關元→⑦委中→⑧血海→⑨陰陵泉→⑩三陰交→⑪太谿→⑫太衝。

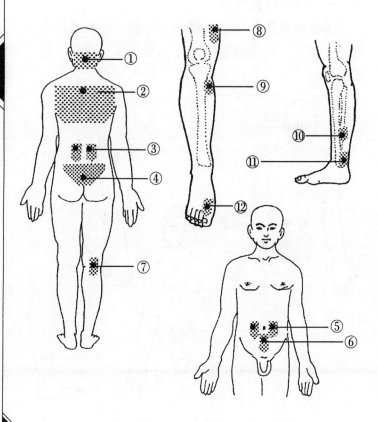

(7) 遺 尿

【主要症狀】經常於夜間熟睡時不自覺的排尿。

【括痧順序】刮①項叢→②太陽→③腎俞→④骶叢→⑤天樞→⑥氣海→⑦關元→⑧內關→⑨神門→⑩陰陵泉→⑪三陰交→⑫太衝。

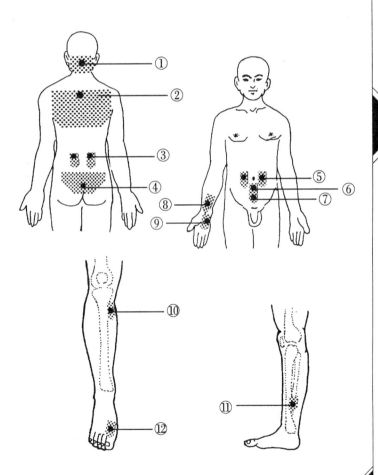

7.精神系統疾病

(1)更年期精神病

【主要症狀】多半是體內荷爾蒙的變化機制引起神經系統的不平衡所造成的。嚴重時，會導致精神崩潰。症狀是情緒憂鬱、焦慮、緊張、疑心病、心跳加速或減慢、畏寒、四肢冰冷麻木、出汗等。

【括痧順序】刮①四神聰→②頭側→③項叢→④太陽→⑤骶叢→⑥膻中→⑦天樞→⑧關元→⑨氣海→⑩曲池→⑪內關→⑫神門→⑬委中→⑭足三里→⑮三陰交→⑯太谿→⑰太衝。

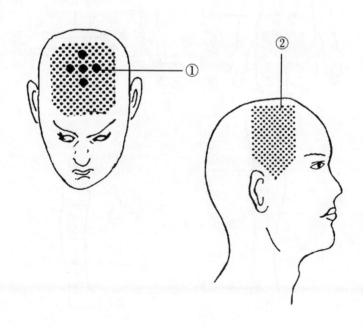

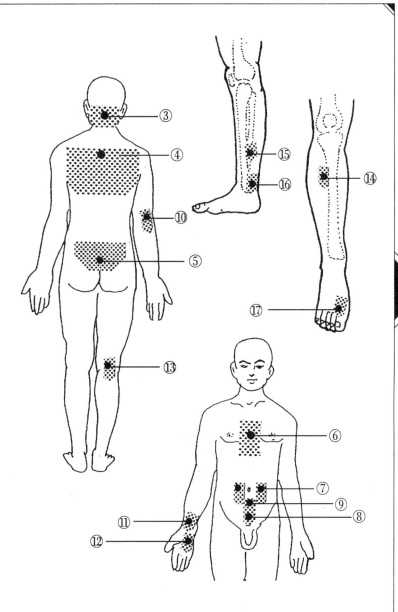

(2)憂鬱症

【主要症狀】喪失生活慾望的狀態。想法悲觀，懶得開口說話，沒有食慾，消瘦，有時會想要自殺。此外，性慾減退。40～50歲的人容易出現更年期憂鬱症，尤其做事認真、自我壓抑的人，更容易出現更年期憂鬱症。症狀是鬱鬱寡歡、多愁善感、易怒、疑心病、失眠、胸痛或苦悶等。

【括痧順序】刮①項叢→②太陽→③膻中→④內關→⑤神門→⑥支溝→⑦陽陵泉→⑧豐隆→⑨太衝。

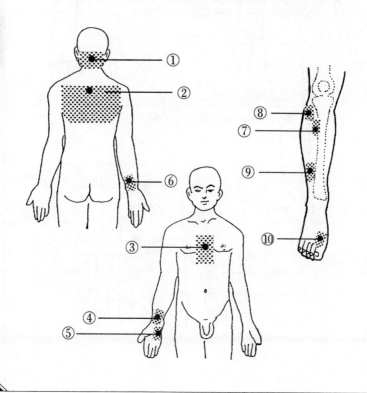

(3) 神經衰弱

【主要症狀】過度敏感、容易疲勞、疑心病、焦慮、失眠、多夢、精神疲乏、注意力不集中、記憶力衰退等。

【括痧順序】刮①四神聰→②項叢→③項三線→④太陽→⑤骶叢→⑥膻中→⑦天樞→⑧關元→⑨間使→⑩內關→⑪神門→⑫血海→⑬足三里→⑭豐隆→⑮三陰交→⑯太衝。

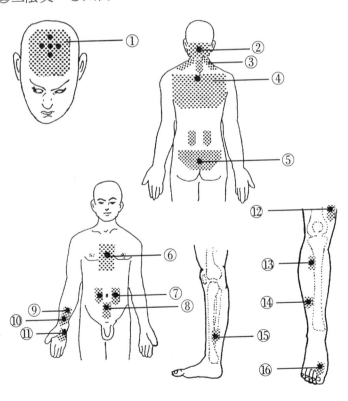

(4)精神分裂症

　　【主要症狀】屬於功能性疾病，女性患者多於男性，大部分的病例出自貧寒、低階層的家庭。也可以看成是一種適應不良症或異常的生活形態而已。主要症狀是思維、情感、意向活動三方面不協調、言語支離破碎、自閉、情感倒錯、脫離現實、沈溺於幻想中。

　　【括痧順序】刮①四神聰→②項叢→③太陽→④骶叢→⑤天樞→⑥關元→⑦間使→⑧內關→⑨神門→⑩血海→⑪足三里→⑫三陰交→⑬太衝。

□神奇刮痧療法

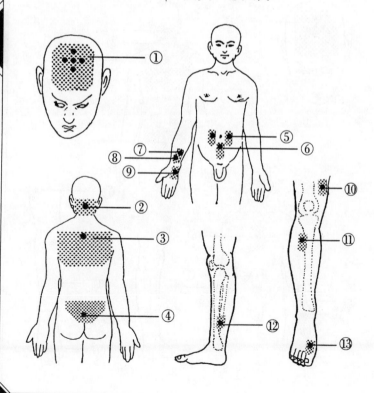

(5)老年痴呆症

【主要症狀】早期主要是人格改變，情緒不穩定、易怒，病情惡化時，會出現記憶力障礙。

【括痧順序】刮①四神聰→②項叢→③項三線→④太陽→⑤骶叢→⑥中府→⑦膻中→⑧天樞→⑨關元→⑩內關→⑪神門→⑫勞宮→⑬足三里→⑭豐隆→⑮三陰交→⑯太衝→⑰湧泉。

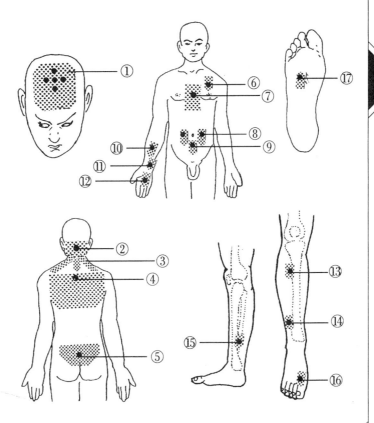

8.神經系統疾病

(1)腦梗塞

【主要症狀】分為腦血栓與腦塞栓。前者是腦血管內側血液凝固、血管阻塞的狀態。主要症狀是手腳暫時麻痺、頭昏眼花、健忘、失語症，以高齡者較多見。後者是指附著於心臟血管的血栓隨著血液循環阻塞腦血管而形成的狀態。主要症狀是失語症、半身麻痺、意識昏迷、昏睡。

【括痧順序】刮①四神聰→②項叢→③項三線→④太陽→⑤骶叢→⑥膻中→⑦曲池→⑧外關→⑨合谷→⑩內關→⑪委中→⑫足三里→⑬豐隆→⑭三陰交→⑮太衝。

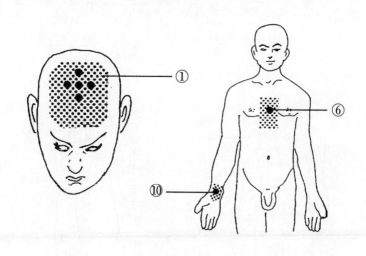

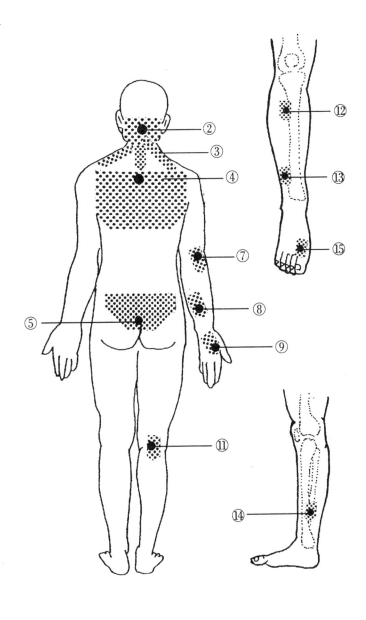

(2) 頭 痛

【主要症狀】很多疾病都會引發頭痛。例如，感
冒、顱內腫瘤、腦血管障礙、高血壓、低血壓、神經
衰弱、青光眼等。整個頭部、局部或單側出現疼痛
（偏頭痛）。另外，罹患憂鬱症時，頭部也會出現難
以言喻的疼痛。

【括痧順序】刮①四神聰→②頭側→③雙翼飛→
④項叢→⑤項三線→⑥太陽→⑦曲池→⑧列缺→⑨合
谷→⑩內關→⑪神門→⑫陽陵泉→⑬足三里→⑭太
衝。

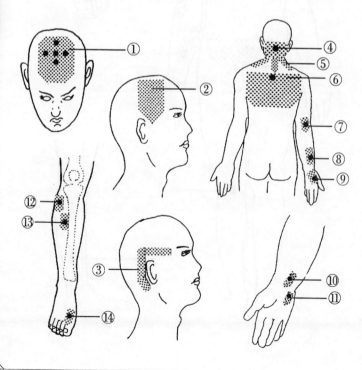

(3)重症肌無力症

【主要症狀】肌肉無力、眼肌無力或眼瞼下垂，患者起身或上樓以及舉臂過頭時，感覺十分吃力。此外，咀嚼、吞嚥出現障礙。

【括痧順序】刮①臉部美容（5種手法）→②項叢→③項三線→④太陽→⑤腎俞→⑥骶叢→⑦膻中→⑧天樞→⑨曲池→⑩外關→⑪合谷→⑫委中→⑬足三里→⑭陽陵泉→⑮三陰交→⑯太衝。

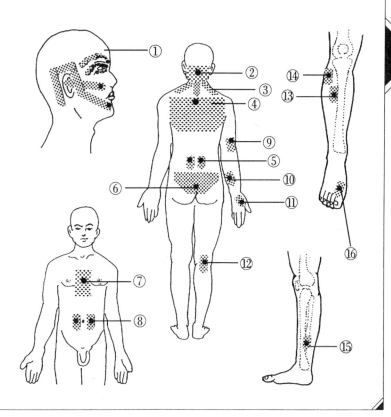

(4)週期性麻痺

【主要症狀】從半夜熟睡中醒來時，感到四肢無力、麻木或癱瘓。症狀持續數小時到數日。

【括痧順序】刮①項叢→②項三線→③太陽→④腎俞→⑤骶叢→⑥膻中→⑦肩髃→⑧曲池→⑨外關→⑩合谷→⑪委中→⑫足三里→⑬陽陵泉→⑭懸鍾。

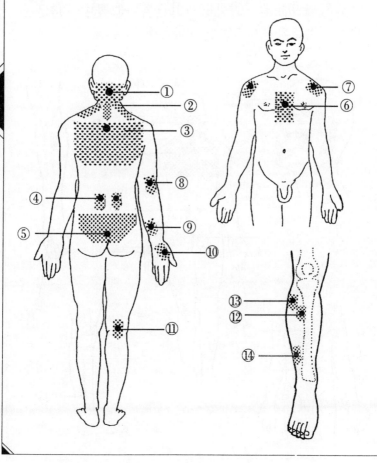

(5)腦動脈硬化症

【**主要症狀**】頭暈、頭痛、腦鳴、耳鳴、失眠、嗜睡、疲乏、無力、多夢、健忘、情緒不穩定、急躁等。

【**括痧順序**】刮①四神聰→②項叢→③項三線→④太陽→⑤骶叢→⑥膻中→⑦曲池→⑧外關→⑨合谷→⑩內關→⑪委中→⑫足三里→⑬豐隆→⑭三陰交→⑮太衝。

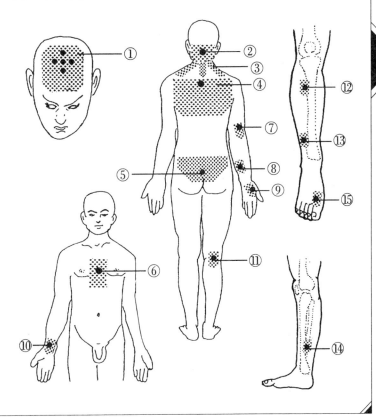

(6)坐骨神經痛

【主要症狀】是指坐骨神經通路及其分布區內出現疼痛的狀態。以男性患者為多。分為原發性與繼發性。原發性與受寒潮濕、損傷及感染等有關。繼發性則為神經通路鄰近組織病變產生機械性壓迫或黏連所引起。症狀是患側下肢的疼痛由腰部、臀部開始朝大腿後側、小腿外側及腳背外側擴散，出現如針刺、刀割般持續或間歇性的疼痛。彎腰或咳嗽時症狀加劇。

【括痧順序】刮①項叢→②項三線→③骶叢→④膻中→⑤天樞→⑥內關→⑦神門→⑧合谷→⑨環跳→⑩風市→⑪委中→⑫陽陵泉→⑬懸鍾。

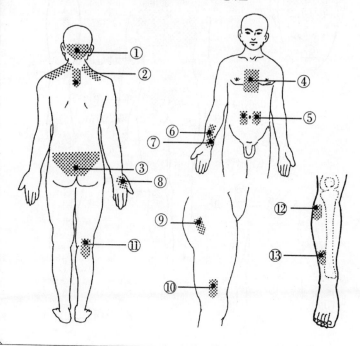

(7) 癲　癇

【主要症狀】腦部興奮性過高的某些神經元突然過度重複放電，引起腦功能短暫異常。依過度放電神經部位的不同，可能會出現短暫的感覺障礙、肢體抽搐、喪失意識、行為障礙或自主神經功能異常。由腦或全身其他疾病引起的稱為繼發性、器質性或症狀性癲癇。原因不明的則稱為原發性、功能性或隱性癲癇症。

【括痧順序】刮①四神聰→②項叢→③項三線→④太陽→⑤腎俞→⑥骶叢→⑦膻中→⑧天樞→⑨內關→⑩神門→⑪合谷→⑫委中→⑬足三里→⑭豐隆→⑮崑崙→⑯湧泉。

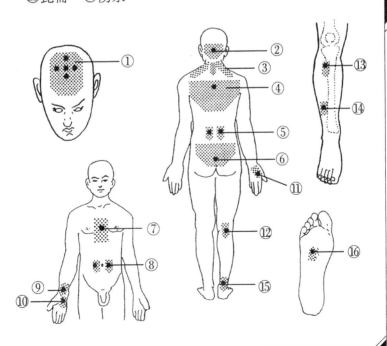

(8)自發性多汗症

【主要症狀】全身多汗。局部性多汗常見於頭、頸、腋部及肢體末端以及半身多汗。

【括痧順序】刮①項叢→②太陽→③腎俞→④骶叢→⑤膻中→⑥天樞→⑦曲池→⑧內關→⑨神門→⑩足三里→⑪三陰交→⑫太谿。

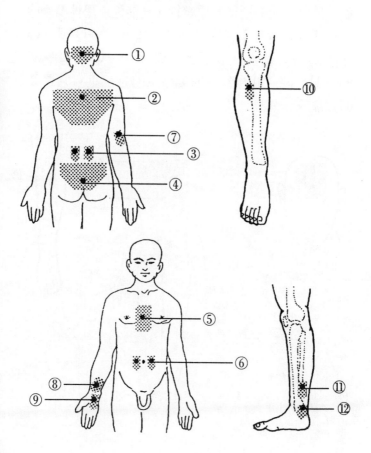

(9) 嗜睡病

【主要症狀】白天出現不可抗拒的睡眠，在感覺嚴重睡意後，立刻入睡。

【括痧順序】刮①項叢→②項三線→③太陽→④骶叢→⑤膻中→⑥天樞→⑦內關→⑧神門→⑨陰陵泉→⑩足三里→⑪豐隆→⑫三陰交→⑬公孫→⑭太衝。

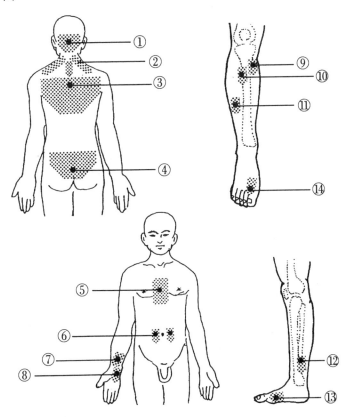

(10) 中風後遺症

【主要症狀】是指腦血管障礙的後遺症。原因在於腦溢血、蛛網膜下出血、腦梗塞。症狀是一側的上下肢癱瘓無力、流口水、吞嚥困難、口歪眼斜。

【括痧順序】刮①四神聰→②項叢→③項三線→④太陽→⑤骶叢→⑥尺澤→⑦內關→⑧合谷→⑨風市→⑩伏兔→⑪委中→⑫承筋→⑬承山→⑭崑崙→⑮陽陵泉→⑯懸鍾→⑰太谿。

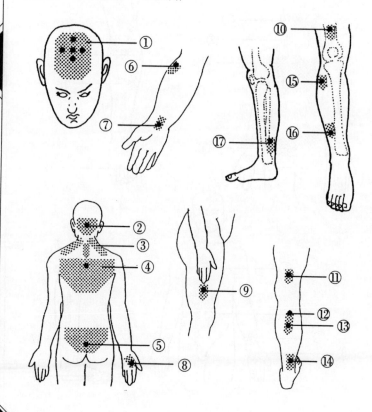

(11) 帕金森病

【主要症狀】大腦中黑質體的多巴胺含量與製造不足所致。症狀是運動功能障礙、情緒表達或隨意動作緩慢或微弱、肌肉僵硬或兩手不停的發抖，同時伴隨出現發音障礙、痴呆、憂鬱症、流口水等症狀。

【括痧順序】刮①四神聰→②項叢→③項三線→④太陽→⑤腎俞→⑥骶叢→⑦膻中→⑧天樞→⑨曲池→⑩外關→⑪合谷→⑫內關→⑬委中→⑭三陰交→⑮崑崙→⑯太衝。

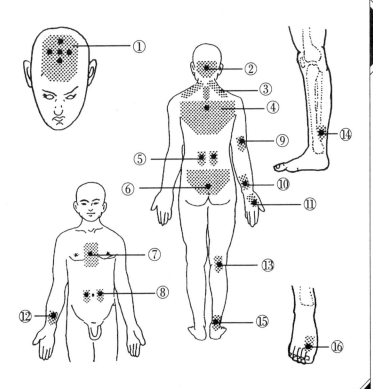

(12)肋間神經痛

【主要症狀】一個或數個肋間隙出現陣發性劇痛，呈帶狀分布，疼痛也可能擴散到背部、肩部。在咳嗽、打噴嚏、深吸氣時，症狀會加重。

【刮痧順序】刮①項叢→②項三線→③太陽→④骶叢→⑤膻中→⑥天樞→⑦尺澤→⑧內關→⑨神門→⑩魚際→⑪外關→⑫合谷→⑬陽陵泉→⑭足三里→⑮太衝。

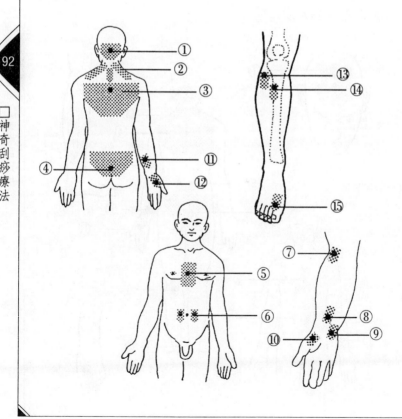

(13) 三叉神經痛

【主要症狀】顏面的三叉神經分布區出現如閃電般暫時、陣發性的劇痛。分為原發性與繼發性。原發性疼痛每次發作時間短暫，每天發作數次到數十次。繼發性疼痛發作時間較長，臉部皮膚出現障礙。

【括痧順序】刮①四神聰→②頭側→③雙翼飛→④項叢→⑤項三線→⑥骶叢→⑦曲池→⑧外關→⑨合谷→⑩足三里→⑪豐隆→⑫太衝。

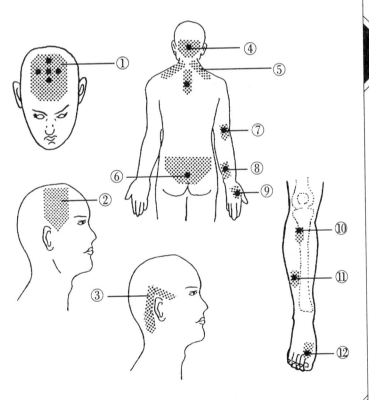

(14)顏面神經麻痺

【主要症狀】分為周圍性與中樞性。前者多半由於急性非化膿性頸乳突內的顏面神經所引起。發作初期，耳朵後部疼痛，繼而臉部一側表情肌癱瘓，患側額頭紋消失，眼瞼合不攏，流淚、嘴角朝正常側歪斜、無法蹙額或皺眉、露齒、鼓腮。中樞性則因腦血管疾病或腦腫瘤等所引起，症狀是一側顏面下部肌肉癱瘓，且經常伴隨出現一側的上、下肢癱瘓。

【括痧順序】刮①四神聰→②項叢→③項三線→④太陽→⑤臉部美容→⑥曲池→⑦外關→⑧合谷→⑨內關→⑩神門→⑪足三里→⑫太衝。

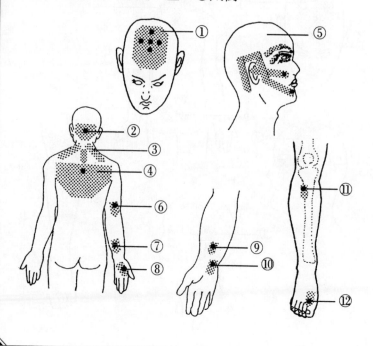

9. 皮膚系統疾病

(1)濕 疹

【主要症狀】是一種常見的過敏性疾病。症狀對稱性的分布。急性者患部皮膚出現紅斑、丘疹、水泡，又刺又癢，搔癢後會出現糜爛、滲液、結痂、落屑等變化。慢性者多半是急性轉變而來，皮膚厚而粗糙，久久不癒。

【括痧順序】刮①項叢→②項三線→③太陽→④臉部美容→⑤曲池→⑥外關→⑦內關→⑧神門→⑨合谷→⑩血海→⑪委中→⑫足三里→⑬陰陵泉→⑭三陰交→⑮太衝。

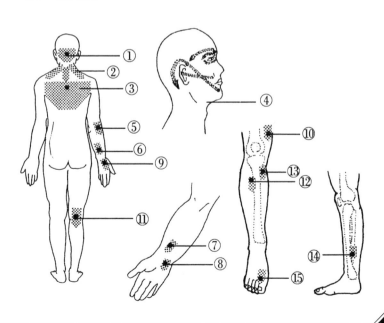

(2) 蕁麻疹

【主要症狀】發作之初，某處皮膚突然出現大小不等的紅色或白色皮疹塊，繼而擴散到其他部位，奇癢無比，不得安眠。原因包括吃海鮮、接觸粉塵、蚊蟲叮咬、服用某些藥物等。另外，日光、寒冷、精神緊張等也會引起發作。症狀來得快、去得快。

【括痧順序】刮①項叢→②項三線→③太陽→④腎俞→⑤骶叢→⑥內關→⑦外關→⑧神門→⑨合谷→⑩委中→⑪血海→⑫足三里→⑬三陰交→⑭太衝。

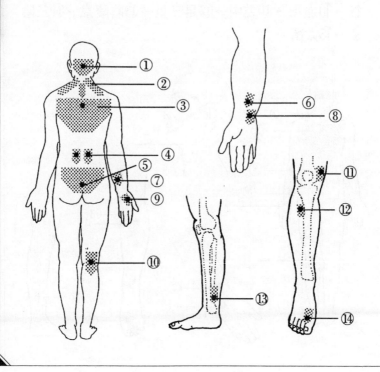

(3)神經性皮膚炎

【主要症狀】多發於頸部，其次是肘部、膕窩、骶部等，是一種慢性皮膚炎。起初患部產生陣發性刺癢，搔癢後出現丘疹，時間一久，有如粗糙的牛皮。反覆發作，是一種慢性刺癢性皮膚神經官能症。過度勞累、情緒緊張、焦慮、恐懼等都會使症狀復發。

【括痧順序】刮①項叢→②項三線→③太陽→④膻中→⑤天樞→⑥曲池→⑦外關→⑧合谷→⑨血海→⑩委中→⑪足三里→⑫三陰交→⑬太衝。

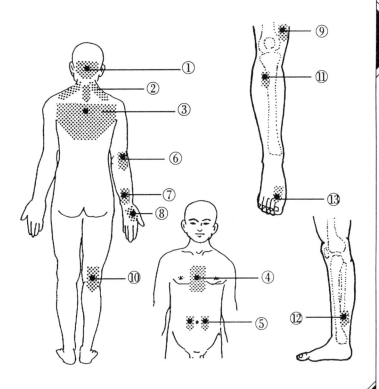

(4)接觸性皮膚炎（斑疹）

【主要症狀】來自外在的刺激（化學物質）而引起。原因物質如藥品、化妝品、尼龍等化學纖維、塗料、漆樹等植物。會出現紅斑、血疹、水泡、糜爛、滲液等症狀。

【括痧順序】刮①曲池→②尺澤→③外關→④內關→⑤合谷→⑥血海→⑦委中。

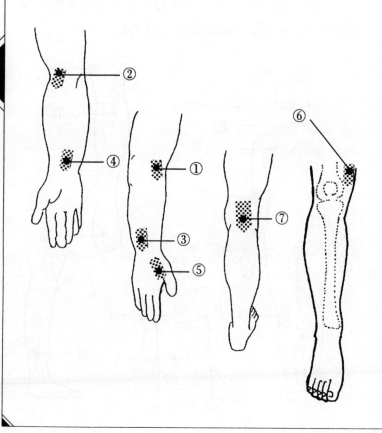

(5) 藥物性皮膚炎

【**主要症狀**】經常在用藥後 5～20 天內發病，重複用藥時，則多半在 24 小時內發病。突然發作，出現發癢、燒灼等症狀，嚴重時，引起高燒、倦怠、全身不適。

【**括痧順序**】刮①曲池→②尺澤→③內關→④外關→⑤神門→⑥合谷→⑦血海→⑧委中→⑨足三里→⑩三陰交。

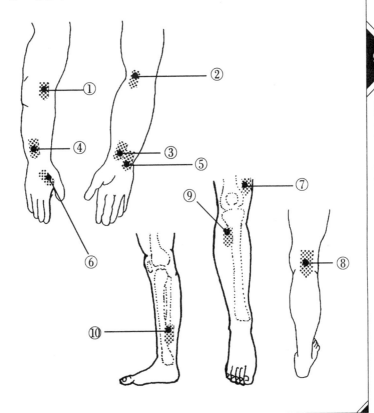

(6)皮膚搔癢病

【主要症狀】患者自覺皮膚搔癢，沒有原發性皮膚障礙。搔抓後，會引起繼發性皮膚變化，經常出現慢性的反覆發作。

【括痧順序】刮①項叢→②項三線→③太陽→④腎俞→⑤骶叢→⑥關元→⑦曲池→⑧外關→⑨合谷→⑩內關→⑪血海→⑫委中→⑬足三里→⑭承山→⑮三陰交→⑯太衝。

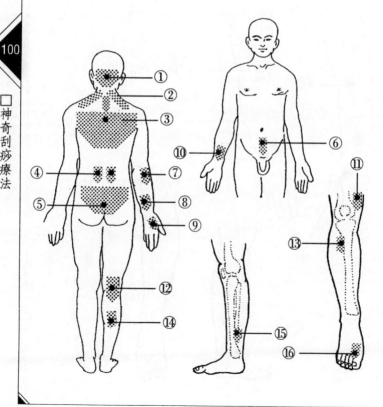

(7)斑 禿

【主要症狀】經常在無意中發現，頭髮突然片狀脫落，掉髮處的頭皮鮮紅光亮。

【括痧順序】刮①項叢→②項三線→③太陽→④肺俞→⑤肝俞→⑥膻中→⑦天樞→⑧關元→⑨合谷→⑩足三里。

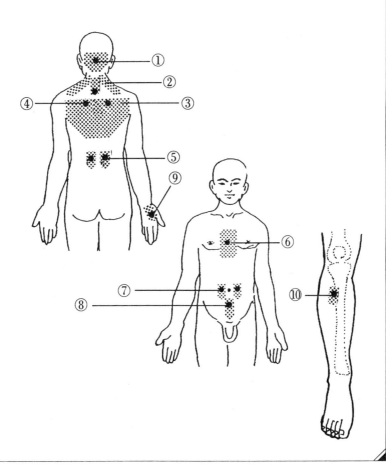

(8) 白 髮

【主要症狀】頭髮的部分或全部變白的狀態。

【括痧順序】刮①四神聰→②項叢→③太陽→④膻中→⑤天樞→⑥氣海→⑦合谷→⑧足三里→⑨陰陵泉→⑩三陰交→⑪太谿。

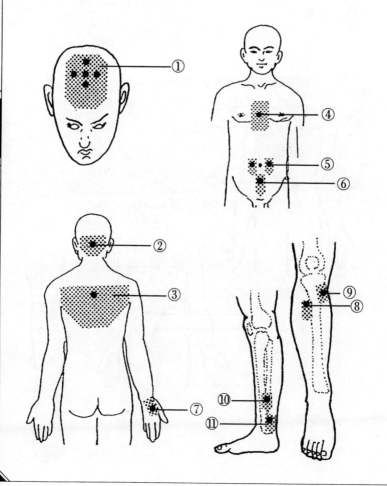

(9)脂溢性禿頭

【主要症狀】因為內分泌的作用，皮脂腺增加，頭皮增加，進而使頭髮脫落、新生毛髮逐漸稀薄的狀態。以男性較多見。起初兩側及前額頭髮稀疏，繼而對稱向頭頂延伸，導致前頂全禿，而其他處的毛髮稀疏。

【括痧順序】刮①項叢→②項三線→③太陽→④膻中→⑤天樞→⑥關元→⑦合谷→⑧列缺→⑨足三里→⑩四神聰→⑪雙翼飛→⑫頭側。

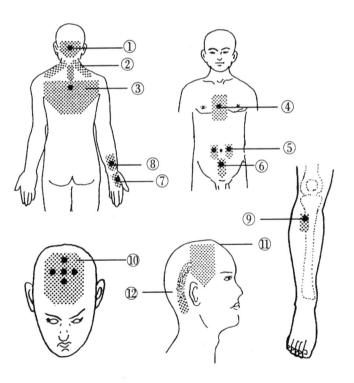

(10)雀 斑

【主要症狀】鼻臉部出現褐色斑點，日晒後顏色變深，不痛不癢。

【括痧順序】刮①臉部美容（有 5 種刮痧手法）→②項叢→③項三線→④夾脊→⑤血海→⑥足三里→⑦陰陵泉→⑧三陰交→⑨太衝。

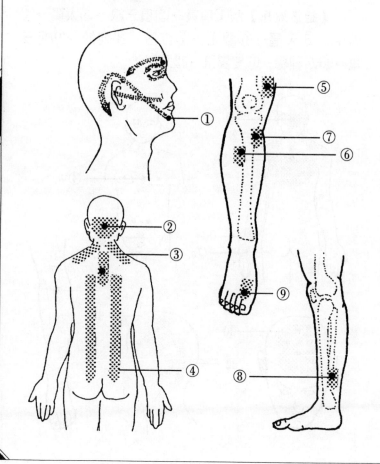

(11) 酒齇鼻

【主要症狀】又名赤鼻、酒糟鼻。患者鼻部及周圍起不定形深紅或暗紅色斑點，其上有無數微血管分布，或更形成結節及腫瘍。鼻上發紅暈像瘡。

【括痧順序】刮①臉部美容（4種刮痧手法）→②項叢→③項三線→④太陽→⑤曲池→⑥外關→⑦支溝→⑧養老→⑨列缺→⑩合谷→⑪血海→⑫足三里→⑬三陰交→⑭太衝。

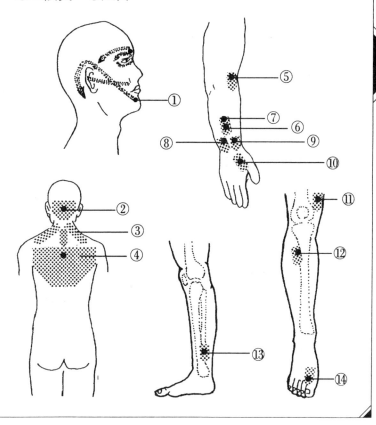

(12) 痤 瘡

【主要症狀】青春發育期的男女常見的皮脂腺異常分泌的皮膚病。以顏面、肩、背、上胸部較多見。原因是青春期性腺發育成熟、睪丸酮分泌增加、皮脂腺代謝旺盛、排汗增多，過多的皮脂堵塞毛囊孔，再加上細菌等侵入而引起發炎症狀。攝取過多的醣類、脂肪，或消化不良、過勞等也是誘因。呈黑頭粉刺狀，周圍色紅，用手擠壓時，會出現白色栓脂。

【括痧順序】刮①項叢→②項三線→③太陽→④骶叢→⑤膻中→⑥天樞→⑦曲池→⑧合谷→⑨血海→⑩委中→⑪足三里→⑫豐隆→⑬三陰交→⑭太衝。

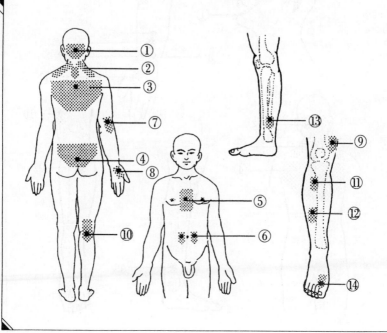

(13)單純疱疹

【主要症狀】局部性聚集小水泡。

【括痧順序】刮①合谷→②血海→③三陰交→④
太衝。

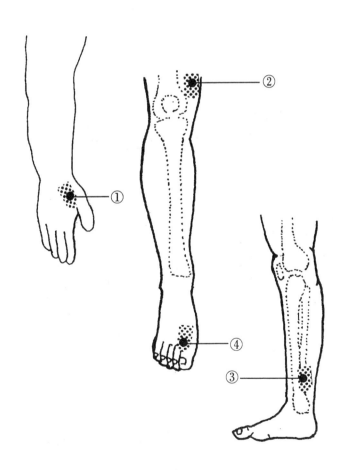

(14) 帶狀疱疹

【主要症狀】多群聚集性水泡排列成帶狀，沿著周圍神經做單側分布，會伴隨出現神經痛。

【括痧順序】刮①項叢→②項三線→③太陽→④骶叢→⑤臉部美容（有 4 種刮痧手法）→⑥曲池→⑦外關→⑧內關→⑨神門→⑩委中→⑪足三里→⑫陽陵泉→⑬三陰交→⑭太衝。

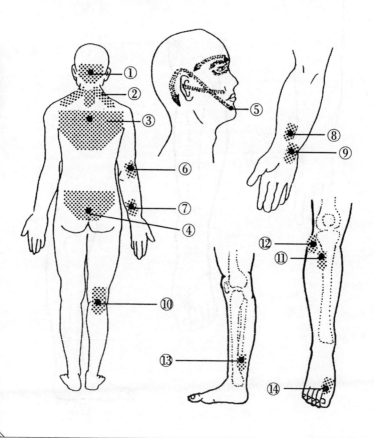

10. 外科系統疾病

(1) 椎間盤突出症

【主要症狀】椎間盤突出的狀態。主要症狀是腰痛、坐骨神經痛。原因在於不當的姿勢及運動不足，坐辦公桌的上班族較常見，尤其以 20～30 歲的男性佔多數。

【括痧順序】刮①項叢→②骶叢→③環跳→④風市→⑤崑崙→⑥承扶→⑦委中→⑧承山→⑨陽陵泉。

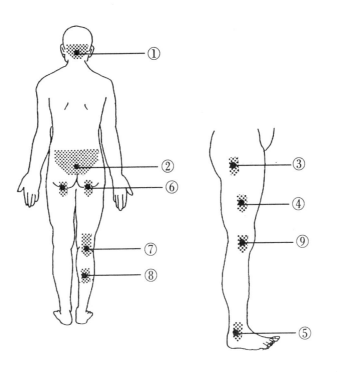

(2) 脊椎炎

【主要症狀】腰部僵硬、痠痛，不能久坐，早晨症狀較為嚴重，稍微活動身體後即可減輕症狀，不過活動太久或疲勞，又會使得症狀加重。

【括痧順序】刮①項叢→②項三線→③太陽→④骶叢→⑤曲池→⑥列缺→⑦合谷→⑧委中→⑨陽陵泉→⑩承山→⑪豐隆→⑫太衝。

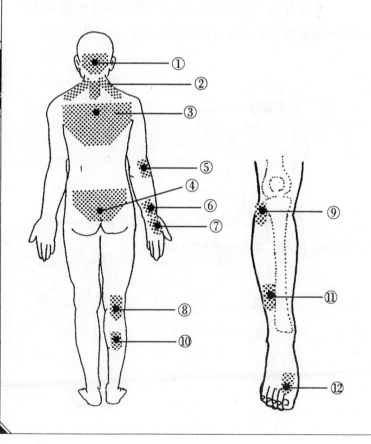

(3) 落 枕

【主要症狀】多因睡姿不良或枕頭過高所引起。早晨起床後，突然一側僵直，不能俯仰轉動，患部酸痛，疼痛延伸到同側的肩背及上臂，同時出現頭痛、怕冷等症狀。局部肌肉痙攣，壓痛明顯，以急性的頸部痙攣較多見。

【括痧順序】刮①項叢→②項三線→③太陽→④腋前線→⑤腋後線→⑥天井→⑦曲池→⑧養老→⑨列缺→⑩陽陵泉→⑪豐隆→⑫懸鍾→⑬崑崙→⑭太衝。

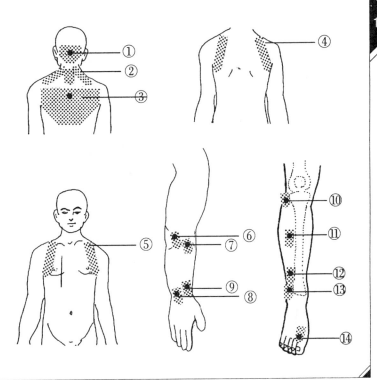

(4)急性腰肌扭傷

【主要症狀】多半為突然遭受間接暴力所致，例如，搬運重物而過度用力、體位不正而引起腰部肌肉血液阻滯。有明確的損傷部位，腰骶部有壓痛和肌肉痙攣。

【括痧順序】刮①合谷→②骶叢→③環跳→④委中→⑤豐隆→⑥崑崙→⑦腎俞。

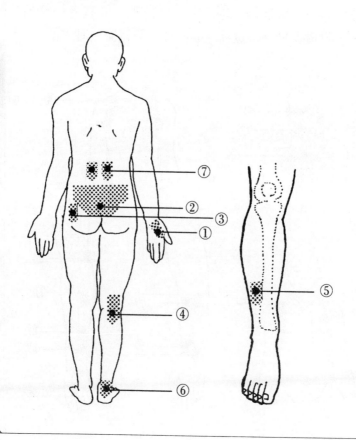

(5) 慢性腰肌勞損

【主要症狀】腰骶部的一側或兩側酸痛不適，勞損部分有較廣的壓痛，勞累後疼痛加劇，休息後症狀減輕。和氣候變化也有關。

【括痧順序】刮①腎俞→②骶叢→③外關→④合谷→⑤委中→⑥足三里→⑦承山→⑧崑崙。

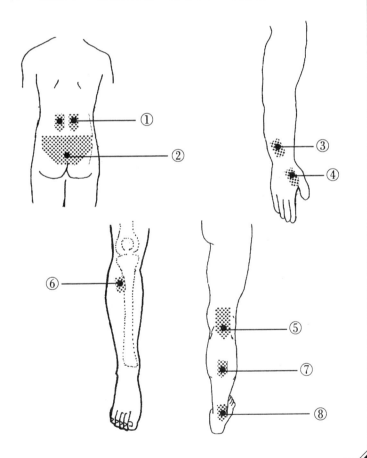

(6)類風濕關節炎

【主要症狀】常見於四肢小關節。早期出現局部腫脹和關節僵硬的現象，晚期關節僵直而畸形。

【括痧順序】刮①項叢→②項三線→③骶叢→④肩髃→⑤曲池→⑥列缺→⑦內關→⑧外關→⑨環跳→⑩陽陵泉→⑪梁丘→⑫委中→⑬足三里→⑭崑崙→⑮太衝→⑯合谷。

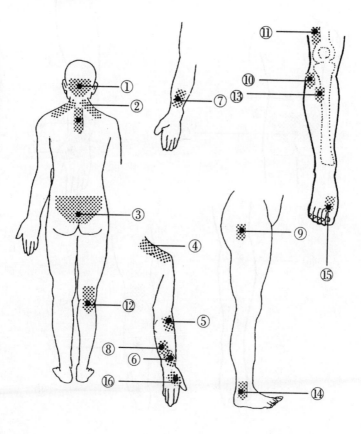

(7) 頸椎病

【主要症狀】多半由於頸椎退化、增生，以及壓迫或刺激神經根、脊髓、椎動脈、頸部交感神經等而出現複雜的症候群。原因包括風寒、外傷、落枕、姿勢不良等。初期感覺頸肩部疼痛不適、頸部僵硬、壓痛，若神經根受壓迫，則出現頸肩部或枕部疼痛，四肢麻木，酸軟無力，甚至出現聽覺、視覺障礙，青壯年較多見。

【括痧順序】刮①項叢→②項三線→③太陽→④腋前線→⑤腋後線→⑥天井→⑦曲池→⑧養老→⑨列缺→⑩陽陵泉→⑪豐隆→⑫太衝。

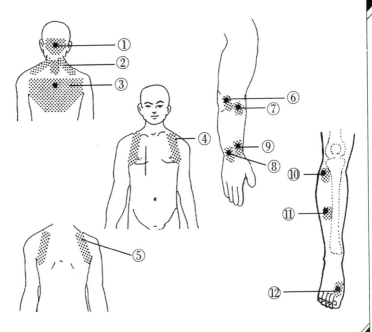

(8)腕關節扭傷

【主要症狀】慢性者腕關節疼痛，沒有明顯的腫脹，大幅度活動時，會產生疼痛感。急性者腕部腫脹疼痛，活動受限，活動劇烈時，疼痛加劇。

【刮痧順序】刮①項三線→②太陽→③曲池→④外關→⑤內關→⑥列缺→⑦解谿→⑧崑崙。

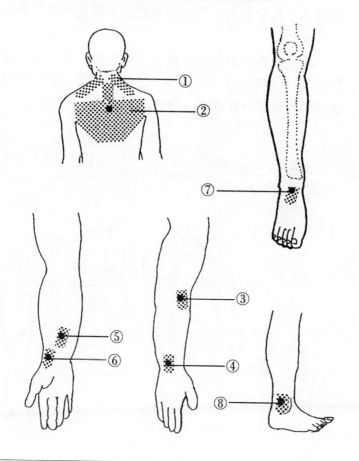

(9)指關節損傷

【**主要症狀**】指關節周圍明顯的腫脹，久久不易消失。指關節的功能活動受限。

【**括痧順序**】刮①項叢→②曲池→③外關→④列缺→⑤合谷→⑥魚際→⑦勞宮。

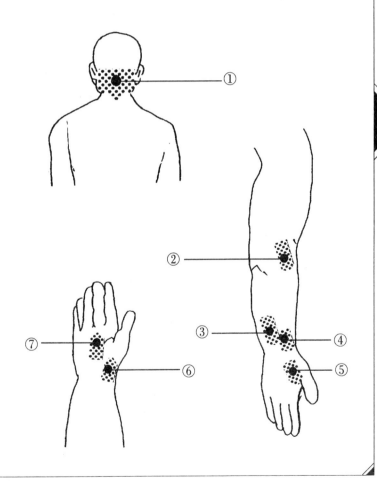

（10）肱二頭肌腱損傷

【主要症狀】患肢上舉、外展、後伸、外旋時，喙突部明顯的疼痛。

【括痧順序】刮①項叢→②項三線→③太陽→④腋前線→⑤腋後線→⑥肩髃→⑦曲池→⑧列缺→⑨合谷→⑩足三里→⑪陽陵泉。

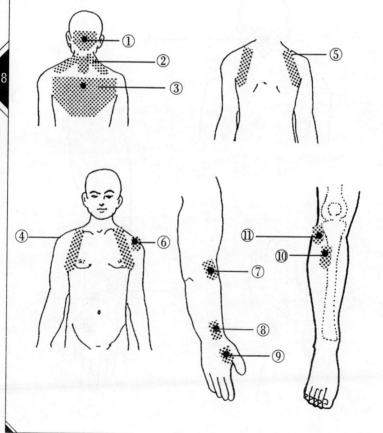

(11)踝關節扭傷

【主要症狀】腳踝明顯的腫脹、疼痛，無法著地，皮膚呈現紫色。

【括痧順序】刮①骶叢→②委中→③足三里→④解谿→⑤崑崙→⑥太谿。

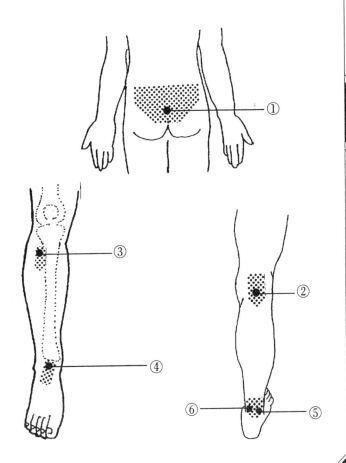

（12）肩關節周圍炎

〔主要症狀〕肩關節周圍軟組織退化、發炎，常見於50歲以上的中老年人身上，故又名五十肩。早期為輕度肩痛，之後症狀逐漸加重，尤其夜間疼痛會朝肘和前臂延伸，影響睡眠。嚴重時，輕輕一碰就疼痛難忍。後期病變組織產生黏連，功能障礙加重，但疼痛程度減輕。

【括痧順序】刮①項叢→②項三線→③太陽→④肩髃→⑤腋前線→⑥腋後線→⑦天井→⑧曲池→⑨養老→⑩列缺→⑪陽陵泉→⑫豐隆→⑬太衝。

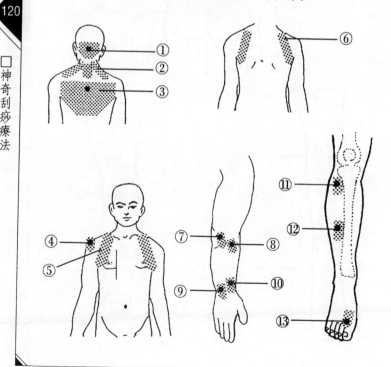

(13) 腰　痛

【主要症狀】腰部正中、一側或兩側出現劇痛。多見於腰部軟組織損傷、肌肉風濕及脊椎病變等。過度疲勞、天氣寒冷或陰雨時，疼痛加重，俯仰轉動受限。

【括痧順序】刮①腎俞→②骶叢→③氣海→④關元→⑤外關→⑥合谷→⑦委中→⑧承山→⑨太谿→⑩陽陵泉→⑪足三里→⑫崑崙。

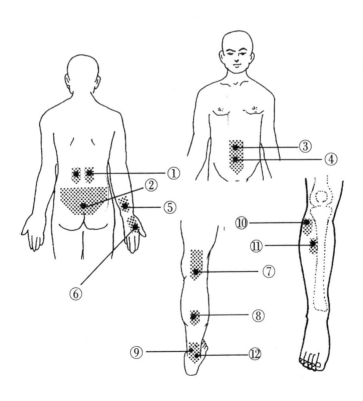

(14)膝關節韌帶損傷

【主要症狀】5～10歲兒童較常見，患者跛行，髖關節疼痛，一旦伸直腿，疼痛加重。

【括痧順序】刮①骶叢→②血海→③委中→④陰陵泉→⑤三陰交→⑥梁丘→⑦陽陵泉→⑧崑崙。

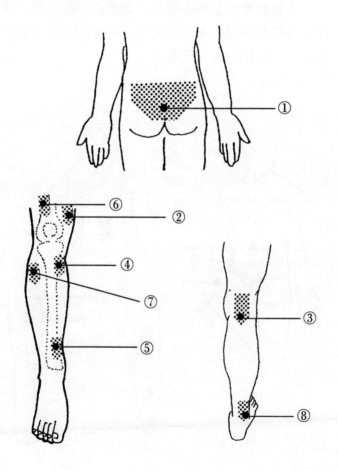

11. 男性疾病

(1)慢性前列腺炎

【主要症狀】原因是葡萄球菌、大腸菌、衣原體等微生物進入血管，製造病灶而引起的。症狀是頻尿、下腹部疼痛、殘尿感、尿道出現膿和黏液、性慾減退，並伴隨出現惡寒、高燒、全身疼痛等。

【括痧順序】刮①項叢→②項三線→太③太陽→④腎俞→⑤骶叢→⑥天樞→⑦氣海→⑧關元→⑨曲池→⑩內關→⑪神門→⑫血海→⑬足三里→⑭陰陵泉→⑮三陰交→⑯太谿→⑰太衝。

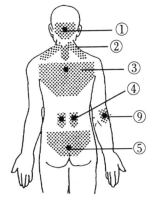

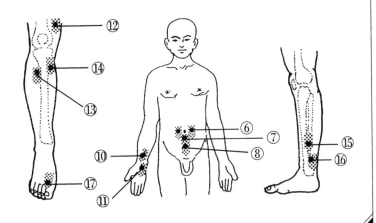

(2)慢性前列腺肥大

【主要症狀】前列腺內形成良性腫瘤的狀態。老化現象是原因之一，大部分的男性都會出現。頻尿是前列腺肥大的危險信號。症狀是頻尿、排尿困難、殘尿感、尿流變細，漸漸變成尿瀦流而完全不能排尿。

【括痧順序】刮①項叢→②太陽→③腎俞→④骶叢→⑤天樞→⑥關元→⑦內關→⑧神門→⑨血海→⑩陰陵泉→⑪足三里→⑫三陰交→⑬太谿→⑭太衝。

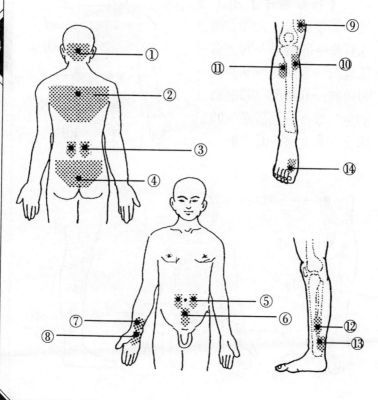

(3)陽 痿

【主要症狀】男性機能無法充分發揮作用的疾病。原因多半是器質性的毛病，例如，神經及血管障礙、男性激素分泌減少、糖尿病、心臟病、環境變化、壓力等。症狀是陰莖不能勃起，或雖然勃起但持久度及硬度都不夠。

【括痧順序】刮①項叢→②夾脊→③骶叢→④膻中→⑤天樞→⑥氣海→⑦關元→⑧內關→⑨神門→⑩足三里→⑪三陰交→⑫太谿→⑬太衝。

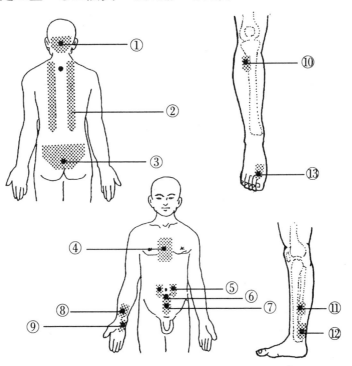

(4)不射精症

【主要症狀】性交時無法達到高潮，沒有精液射出。

【括痧順序】刮①太陽→②腎俞→③骶叢→④氣海→⑤關元→⑥內關→⑦神門→⑧血海→⑨陰陵泉→⑩三陰交→⑪太谿。

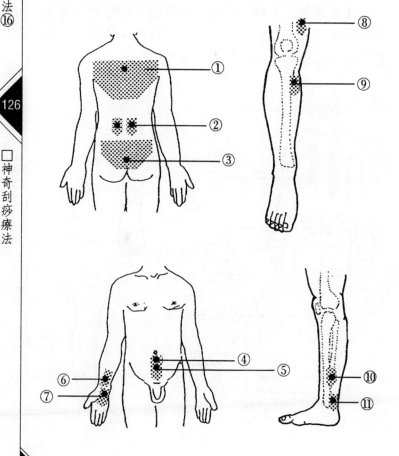

(5)早 洩

【主要症狀】性交時過早射精，伴隨出現頭暈、耳鳴、腰膝酸軟、精神不振、失眠、煩悶、多夢等症狀。

【括痧順序】刮①項叢→②腎俞→③骶叢→④氣海→⑤關元→⑥內關→⑦神門→⑧足三里→⑨三陰交→⑩太谿。

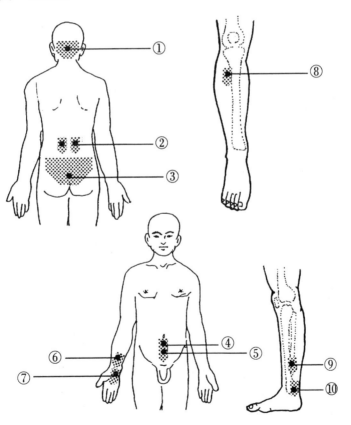

(6)遺 精

【主要症狀】在無性交的情況下出現射精的行為。若發生在睡夢中就稱為夢遺，無夢而遺精則稱為滑精。與神經衰弱、房事過度、前列腺炎、精囊炎、睪丸炎也有關，會伴隨出現精神委靡、腰酸腿軟、頭昏、耳鳴、失眠、記憶力減退、盜汗等症狀。

【刮痧順序】刮①項叢→②腎俞→③骶叢→④天樞→⑤氣海→⑥關元→⑦內關→⑧神門→⑨足三里→⑩三陰交→⑪太谿→⑫太衝。

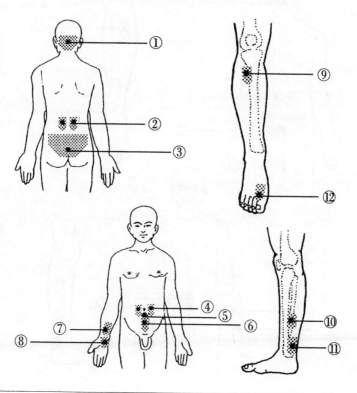

(7)陰莖異常勃起

【主要症狀】在沒有任何情況下，陰莖持續性勃起的狀態。會伴隨出現疼痛。

【括痧順序】刮①腎俞→②骶叢→③內關→④神門→⑤三陰交→⑥太谿→⑦太衝。

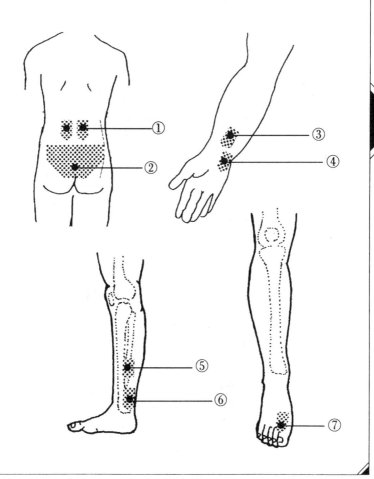

(8)精子異常

【主要症狀】精液中沒有精子，或精子量少、質差的狀態。

【括痧順序】刮①項叢→②腎俞→③骶叢→④氣海→⑤關元→⑥內關→⑦神門→⑧足三里→⑨陰陵泉→⑩三陰交→⑪太谿。

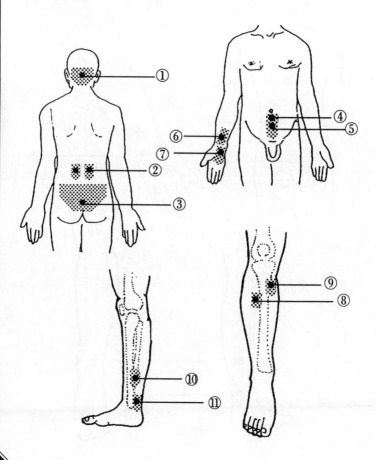

12. 婦科疾病

(1)痛 經

【主要症狀】月經期間或月經前後出現腰及腹部疼痛的疾病。原因是生殖器局部病變、內分泌失調以及神經和精神因素，例如，子宮過度前傾或後傾、子宮頸管狹窄、子宮內膜增厚或移位、盆腔炎等。疼痛嚴重時，甚至引起昏厥。

【括痧順序】刮①項叢→②夾脊→③骶叢→④膻中→⑤天樞→⑥氣海→⑦關元→⑧內關→⑨神門→⑩合谷→⑪血海→⑫足三里→⑬三陰交→⑭太谿→⑮太衝。

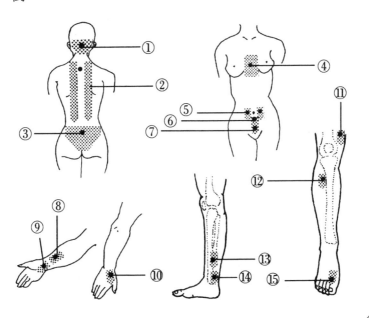

(2)月經不調

【主要症狀】月經週期、經量、經色、經質不正常。月經週期紊亂，少於3週或超過5週、持續時間少於2天或多於7天，都稱為月經不調。常伴隨出現腹脹、腰痛、心煩易怒、失眠、疲倦、心悸、頭暈、下肢浮腫、食慾不振、便秘、腹瀉等症狀。是由於內分泌功能失調所引起。

【刮痧順序】刮①項叢→②夾脊→③骶叢→④膻中→⑤天樞→⑥氣海→⑦關元→⑧內關→⑨神門→⑩血海→⑪三陰交→⑫太谿→⑬太衝。

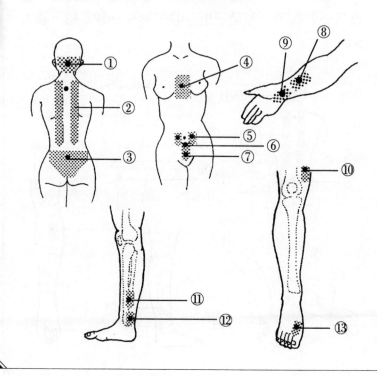

(3)乳腺增生病

【主要症狀】常發生於青年、中年、月經不調、不孕症或曾經流產的女性身上。多半與內分泌功能失調有關。症狀是經前或月經期間乳房出現週期性的脹痛，乳房腫塊在經前增大而經後即縮小，有綠色或棕色的血性液體流出。

【括痧順序】刮①骶叢→②膻中→③肋間隙→④天樞→⑤曲池→⑥合谷→⑦內關→⑧足三里→⑨豐隆→⑩三陰交→⑪太谿→⑫太衝。

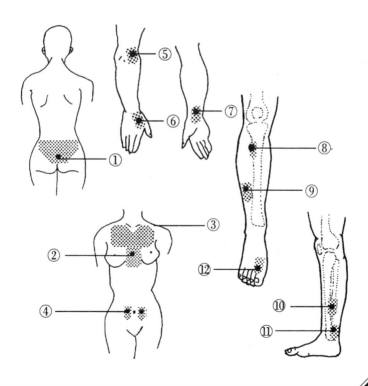

（4）更年期綜合症

【主要症狀】婦女停經期前後出現的許多不適症狀。例如月經紊亂、煩躁易怒、心悸、出汗、頭暈、耳鳴、下肢浮腫、疲倦、頭痛、失眠、健忘、不規則的子宮出血、關節痛等、熱潮紅等。

【括痧順序】刮①四神聰→②頭側→③雙翼飛→④項叢→⑤項三線→⑥太陽→⑦腎俞→⑧骶叢→⑨臉部美容（有 4 種刮痧方法）→⑩膻中→⑪天樞→⑫氣海→⑬關元→⑭曲池→⑮內關→⑯神門→⑰陰陵泉→⑱三陰交→⑲太衝。

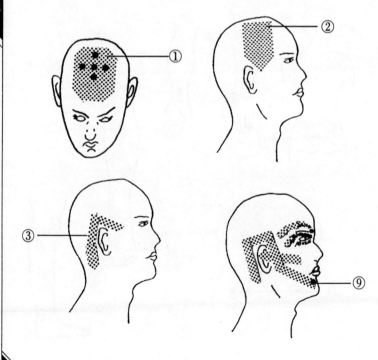

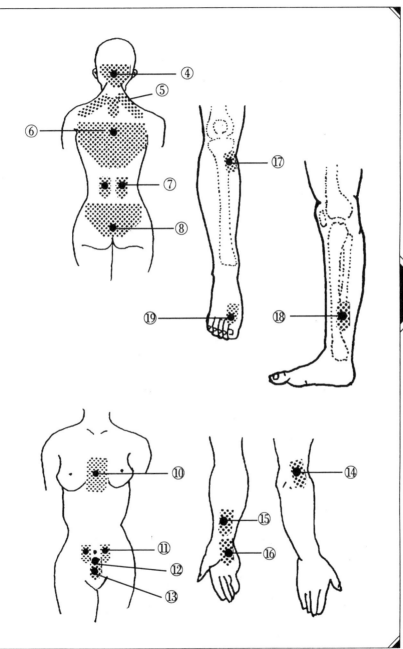

(5)子宮脫垂

【主要症狀】子宮從正常位置沿著陰道下移,部分或全部脫於陰道外。症狀是下腹、陰道、會陰部有下墜感,伴隨出現腰背痠痛,勞動後症狀加重,患者自覺有塊狀物從陰道脫出。有時會出現排尿困難、尿失禁、白帶、頻尿、便秘等症狀。

【括痧順序】刮①四神聰→②項叢→③項三線→④腎俞→⑤骶叢→⑥膻中→⑦中脘→⑧天樞→⑨氣海→⑩關元→⑪內關→⑫神門→⑬陰陵泉→⑭三陰交。

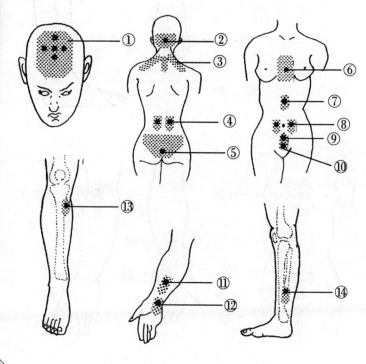

(6)急性乳腺炎

【主要症狀】多發生於產後哺乳期。起初乳房結塊、疼痛腫脹、排乳不暢、畏寒、發燒、頭痛、噁心、口渴等。一旦乳房腫塊增大，就會發紅疼痛，偶爾會出現跳痛，這即是化膿的徵兆，若持續灼痛，乳頭會排出膿液，甚至引起潰爛流膿。

【括痧順序】刮①骶叢→②膻中→③肋間隙→④中脘→⑤天樞→⑥曲池→⑦合谷→⑧內關→⑨足三里→⑩豐隆→⑪太衝。

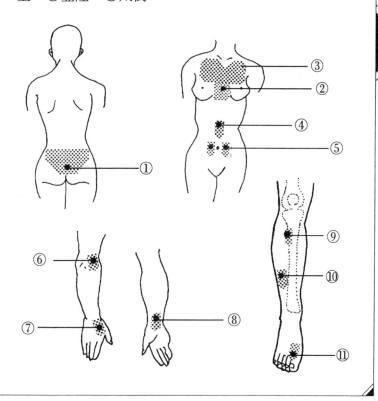

(7) 不孕症

【主要症狀】婚後夫婦同居 3 年以上，男性無病且雙方未採取避孕措施而沒有受孕者，稱為原發性不孕。婚後曾經懷孕，或生產、流產後 3 年以上未避孕而沒有受孕者，則稱為繼發性不孕。

【括痧順序】刮①四神聰→②頭側→③雙翼飛→④項叢→⑤項三線→⑥太陽→⑦腎俞→⑧骶叢→⑨膻中→⑩天樞→⑪關元→⑫曲池→⑬合谷→⑭內關→⑮血海→⑯足三里→⑰陰陵泉→⑱三陰交→⑲太谿→⑳太衝。

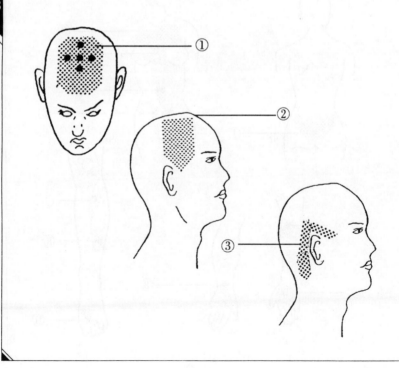

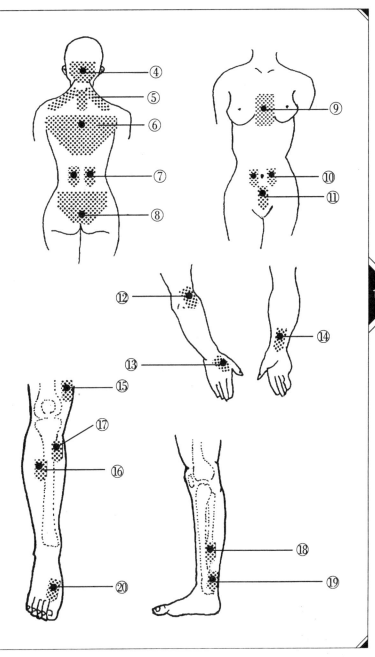

(8)閉　經

【主要症狀】女性年過 18 歲而無月經來潮者，稱為原發性閉經。有月經週期但又停經 3 個月以上者，則稱為繼發性閉經。多半與內分泌失調、子宮發育不良及某些全身疾病有關。

【括痧順序】刮①項叢→②夾脊→③骶叢→④膻中→⑤天樞→⑥氣海→⑦關元→⑧內關→⑨神門→⑩合谷→⑪血海→⑫三陰交→⑬太谿→⑭太衝。

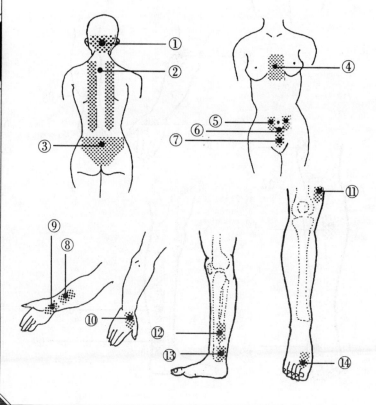

(9) 盆腔炎

【主要症狀】盆腔內生殖器官（子宮、輸卵管、卵巢）、盆腔周圍結締組織、盆腔腹膜等發炎的疾病。多半是由於生產、產褥、流產、刮宮術消毒不夠、經期不衛生等感染細菌所致。

症狀是高燒、頭痛、惡寒、下腹痛、陰道分泌物增多而呈膿狀且帶有臭味、月經失調、頻尿、排尿困難、腰腹墜脹感、便秘、噁心、嘔吐等。

【括痧順序】刮①四神聰→②項叢→③太陽→④腎俞→⑤骶叢→⑥膻中→⑦天樞→⑧氣海→⑨關元→⑩曲池→⑪外關→⑫合谷→⑬足三里→⑭三陰交→⑮太谿→⑯太衝。

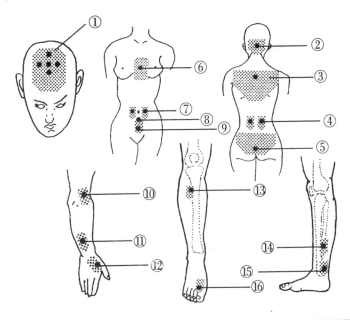

(10) 外陰搔癢症

【主要症狀】婦女外陰部搔癢的疾病。多半因為滴蟲性陰道炎、霉菌性陰道炎、老年性陰道炎、外陰白斑等或精神因素而引起。奇癢難耐，甚至因為疼痛而引起失眠，坐臥不安。

【括痧順序】刮①骶叢→②天樞→③氣海→④關元→⑤外關→⑥神門→⑦足三里→⑧三陰交→⑨太衝→⑩腎俞。

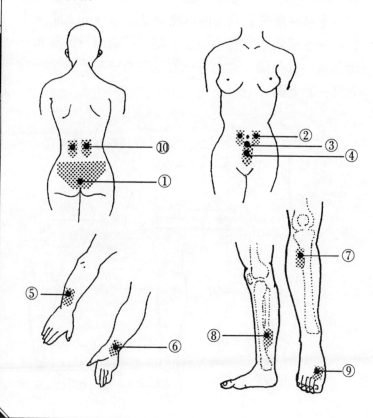

(11)子宮出血

【主要症狀】月經過多或經期延長，甚至達數週之久，停經一段時間後再度出血。是由於卵巢功能失調所致。常伴隨出現頭暈目眩、心悸、面黃、疲倦、腰酸腿軟等症狀。

【括痧順序】刮①項叢→②太陽→③腎俞→④骶叢→⑤膻中→⑥天樞→⑦氣海→⑧關元→⑨內關→⑩神門→⑪血海→⑫足三里→⑬三陰交→⑭太衝。

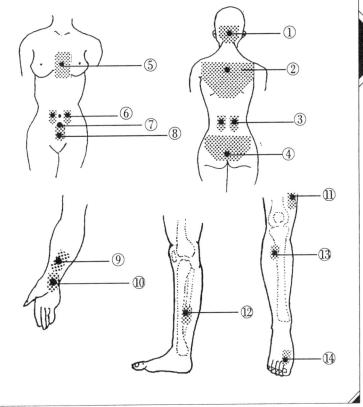

(12) 產後腹痛

【主要症狀】產後由於子宮不協調的收縮而引起下腹部疼痛。通常在產後 1～2 天內出現，3～4 天內自行消失。小腹隱隱作痛，惡露量少且色淡，會出現頭暈、耳鳴、胸痛、臉色發青、四肢冰冷等症狀。

【括痧順序】刮①腎俞→②骶叢→③天樞→④氣海→⑤關元→⑥神門→⑦合谷→⑧足三里→⑨三陰交。

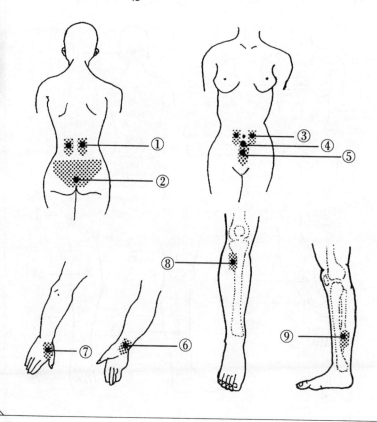

（13）產後宮縮無力

【主要症狀】產後出血、子宮收縮時血量少而鬆弛時血量多，同時伴隨出現臉色蒼白、冒冷汗、血壓下降、四肢冰冷等症狀。

【括痧順序】刮①骶叢→②天樞→③氣海→④關元→⑤列缺→⑥合谷→⑦足三里→⑧三陰交。

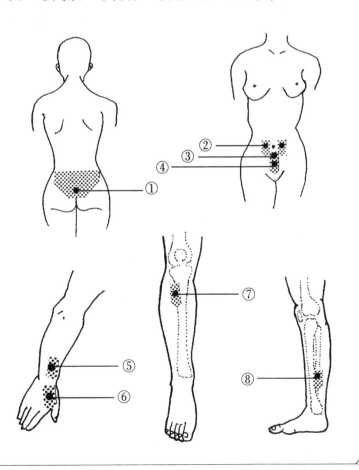

(14)經前緊張綜合症

【主要症狀】頭痛、頭暈目眩、四肢浮腫、泄瀉（排軟便或水樣便）、心浮氣躁、失眠、胸部或乳房脹痛、全身關節或肌肉酸痛或麻木、沈重。

【括痧順序】刮①項叢→②項三線→③太陽→④腎俞→⑤骶叢→⑥膻中→⑦中脘→⑧天樞→⑨氣海→⑩關元→⑪內關→⑫神門→⑬足三里→⑭三陰交→⑮太衝。

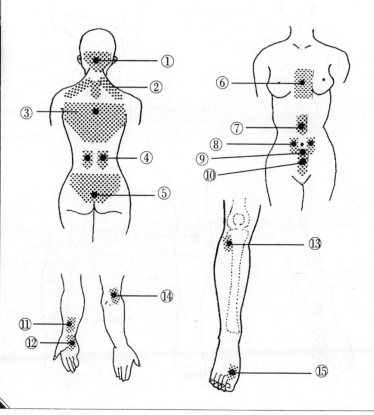

(15)經行頭痛

【主要症狀】經期或行經前後出現的頭痛。

【括痧順序】刮①四神聰→②頭側→③雙翼飛→
④項叢⑤項三線。

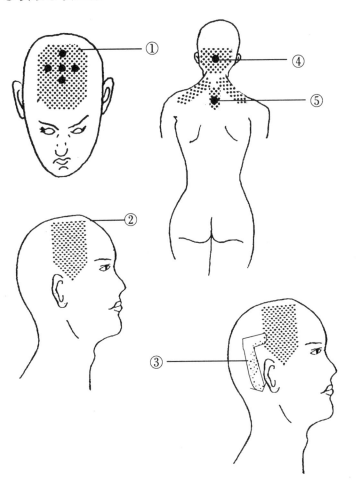

(16)經行身痛

【**主要症狀**】經期或行經前後，全身骨骼、關節、肌肉疼痛或麻木沈重、痠痛。

【**括痧順序**】刮①項叢→②腎俞→③骶叢→④氣海→⑤關元→⑥內關→⑦神門→⑧合谷→⑨血海→⑩足三里→⑪陽陵泉→⑫太衝。

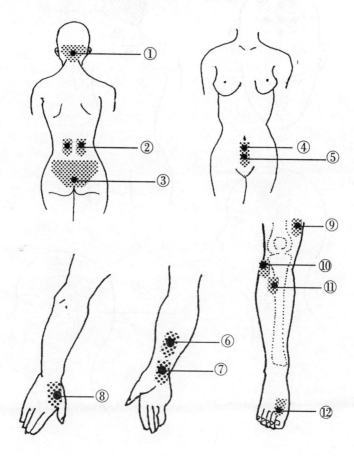

(17)經行泄瀉

【主要症狀】經期或行經前大便泄瀉，經後泄瀉停止。每天便泄 2 次以上，多為稀軟或水樣便。

【括痧順序】刮①太陽→②腎俞→③骶叢→④膻中→⑤天樞→⑥氣海→⑦內關→⑧合谷→⑨足三里→⑩上巨虛→⑪三陰交→⑫太衝。

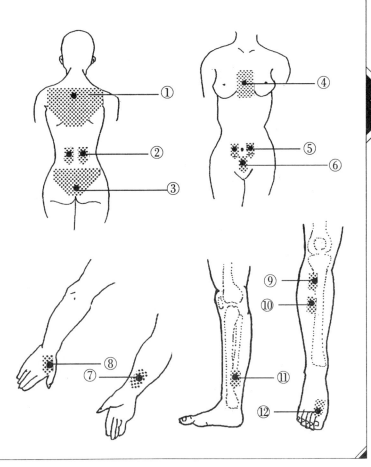

(18)經行浮腫

【主要症狀】經前數日顏面及四肢浮腫，經後逐漸消失。

【刮痧順序】刮①太陽→②腎俞→③骶叢→④氣海→⑤關元→⑥足三里→⑦三陰交→⑧項叢。

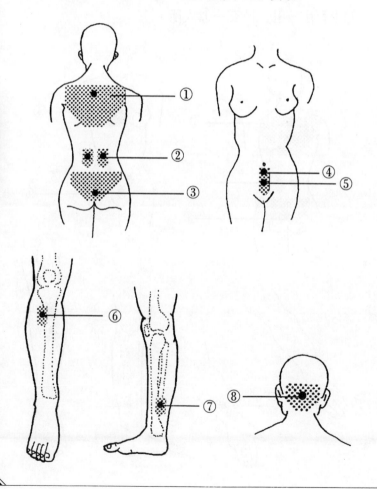

(19) 經行眩暈

【主要症狀】經前 1～2 天頭暈目眩，眼前發黑，心情鬱悶，會伴隨出現噁心、嘔吐、失眠、耳鳴等症狀。

【括痧順序】刮①四神聰→②頭側→③項叢→④太陽→⑤腎俞→⑥骶叢→⑦內關→⑧血海→⑨足三里→⑩三陰交。

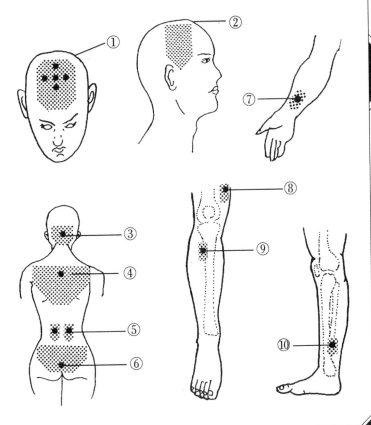

13. 小兒科疾病

(1) 遺尿症

【主要症狀】3歲以上兒童在睡眠中不自主的排尿，又稱為尿床。輕者隔日或數日1次，重者一夜數次。原因包括習慣性或某種器質性病變所引起。隨著年齡增長會自然痊癒。

【注意事項】兒童疾病要運用輕、柔的手法，而且脊椎上禁止刮痧。

【括痧順序】刮①夾脊→②天樞→③陰陵泉→④三陰交→⑤太谿→⑥太衝→⑦內關→⑧足三里。

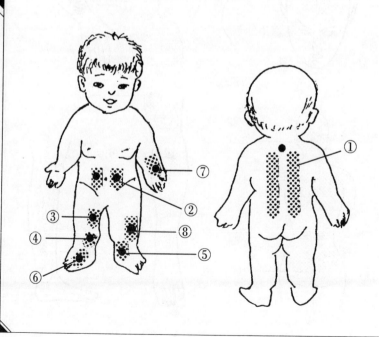

(2)夢遊症

【主要症狀】兒童在睡夢中起床做一些刻板的活動，但是醒後卻毫無記憶。

【括痧順序】刮①心俞→②肝俞→③腎俞→④膻中→⑤內關→⑥神門→⑦列缺→⑧足三里→⑨太谿→⑩太衝。

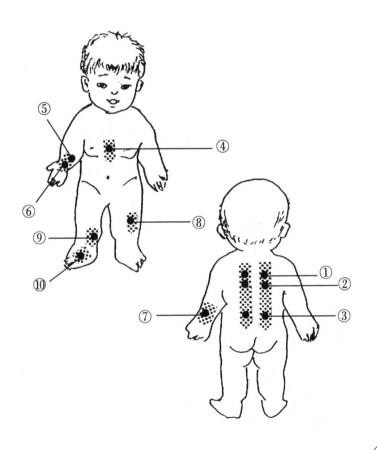

(3)小兒腹瀉

【主要症狀】多發生於 2 歲以下幼兒身上。排便次數增加，糞便稀薄或如水樣便一般。

【括痧順序】刮①脾俞→②胃俞→③天樞→④內關→⑤足三里→⑥上巨虛→⑦三陰交。

神奇刮痧療法

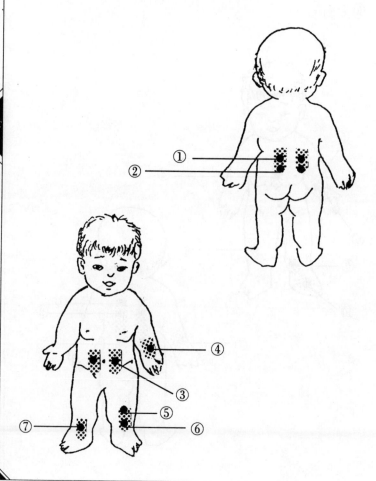

(4) 兒童營養不良

【主要症狀】兒童體重未增加或減輕，生長發育停滯，肌肉萎縮。常伴隨出現腹瀉、嘔吐、便秘、腹脹等症狀。

【括痧順序】刮②脾俞→③胃俞→④天樞→⑤氣海→⑥足三里→⑦三陰交。

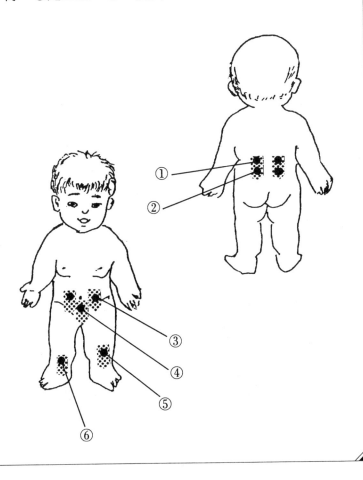

(5)厭 食

【**主要症狀**】兒童長期食慾不振，甚至厭食。厭食時間一旦太長，會導致面黃體瘦、出汗較多、大便或稀或乾。

【**括痧順序**】刮①夾脊→②膻中→③天樞→④內關→⑤足三里。

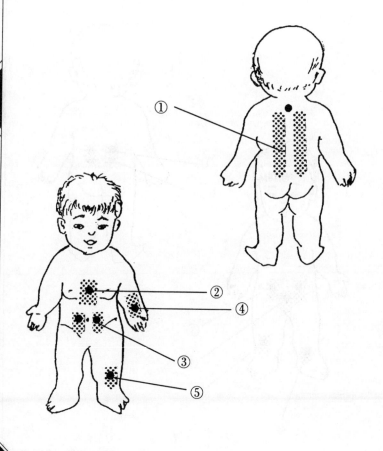

(6) 兒童便秘

【主要症狀】兒童排便困難，糞便堅硬，數日或 1 週排便 1 次。

【括痧順序】刮①天樞→②曲池→③支溝→④足三里→⑤陽陵泉。

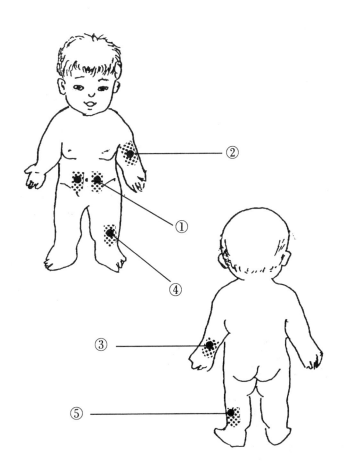

(7)腸吸收不良綜合症

【主要症狀】常發生於嬰幼兒期，以人工餵養者較多見，會導致慢性腹瀉，排便次數不定，便量增多。

【括痧順序】刮①脾俞→②胃俞→③大腸俞→④小腸俞→⑤膻中→⑥中脘→⑦天樞→⑧氣海→⑨關元→⑩足三里→⑪陰陵泉→⑫公孫。

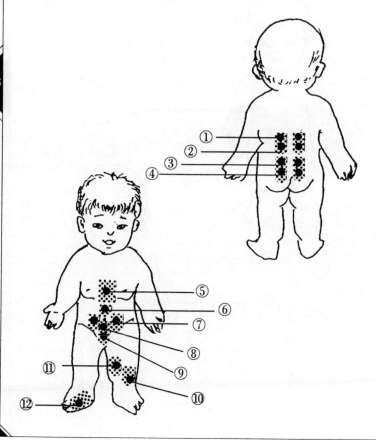

(8) 兒童近視

【主要症狀】多見於 5 歲以上兒童，近看時物體清晰，但遠看時視力模糊。

【刮痧順序】刮①夾脊→②外關→③合谷→④足三里→⑤三陰交→⑥太衝。

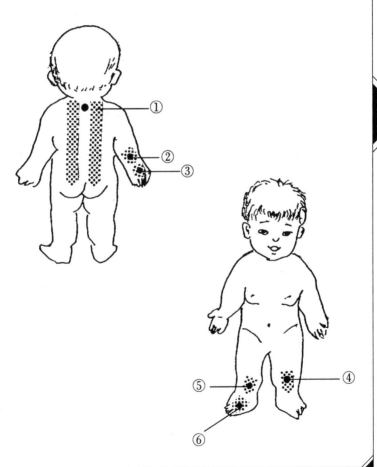

(9)尿路感染

【主要症狀】出生1個月內的新生兒發燒、臉色灰白、腹瀉、嘔吐。嬰幼兒出現頻尿、尿痛、尿急、發燒等症狀。

【括痧順序】刮①脾俞→②胃俞→③腎俞→④天樞→⑤氣海→⑥關元→⑦委中→⑧三陰交→⑨太谿。

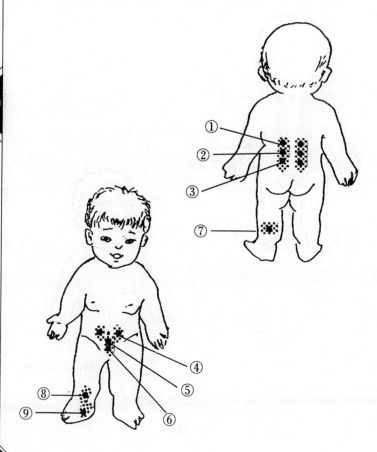

（10）缺鐵性貧血

【主要症狀】常見於出生 6 個月～2 歲的嬰幼兒身上。皮膚蒼白或泛黃，疲倦無力、煩躁、精神不振、食慾減退。

【括痧順序】刮①心俞→②肝俞→③脾俞→④膻中→⑤天樞→⑥氣海→⑦內關→⑧神門→⑨血海→⑩足三里→⑪三陰交→⑫懸鍾。

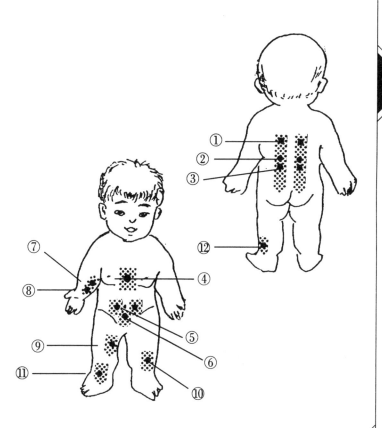

14. 眼科疾病

(1)近 視

【主要症狀】看遠處物體時不清楚，看近處物體時清晰。與燈光照明不足、書寫用眼過度、坐姿和習慣不良等有關。會伴隨出現眼脹、頭痛、眼睛疲勞等症狀。

【括痧順序】刮①臉部美容（有 4 種刮痧手法）→②項叢→③太陽→④腎俞→⑤合谷→⑥足三里→⑦三陰交→⑧光明。

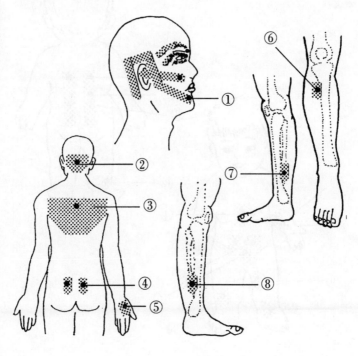

(2) 遠 視

【主要症狀】看遠處物體時清晰，看近處物體時不清楚。會伴隨出現眼脹、頭痛、腰酸、耳鳴、頭暈等症狀。

【括痧順序】刮①四神聰→②雙翼飛→③臉部美容（有4種刮痧手法）→④合谷→⑤足三里→⑥三陰交→⑦太谿→⑧太衝。

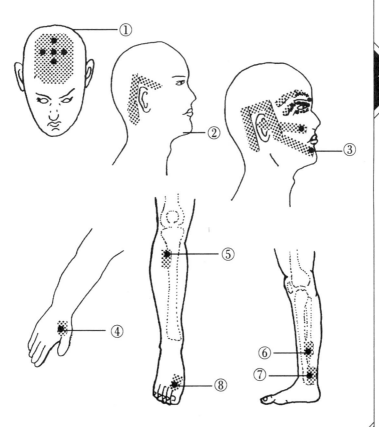

(3)視神經炎

【主要症狀】常因牙病、扁桃體炎、腦膜炎、腦炎或其他傳染病所引起。視力急速減退，瞳孔對光反射遲鈍或消失。初期有前額痛、眼球運動的牽引痛。如果發炎出現在眼球內，則眼底可見視神經乳頭充血、水腫、邊緣模糊、視網膜出血及血管怒張。

【括痧順序】刮①臉部美容（有４種刮痧手法）→②項叢→③外關→④陽陵泉→⑤太衝→⑥合谷。

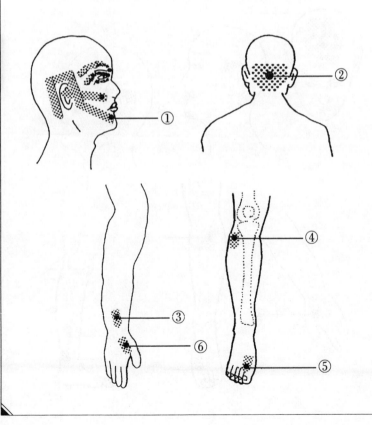

(4)白內障

【主要症狀】晶狀體白濁的狀態。以老人性症狀較多。原因是原本透明的晶狀體變得白濁。

另外，糖尿病、德國麻疹、外傷、藥物的副作用也是誘因。症狀是視力減退、炫光、視線模糊、眼前有固定黑影等。

【刮痧順序】刮①臉部美容（有4種刮痧手法）→②項叢→③太陽→④足三里→⑤合谷。

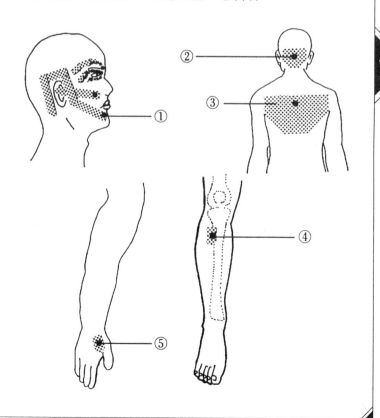

(5) 沙 眼

【主要症狀】一種慢性、濾泡性結膜角膜炎，具有傳染性，發生在任何年齡，是由 TRIC 病原體所引起。早期症狀是流淚、排出化膿性分泌物、眼睛腫痛或發癢，在結膜上充血，濾泡性肥大。經過數個月或數年，產生插過角膜的血管翳，形成疤痕、眼瞼變形，甚至失明。

【刮痧順序】刮①臉部美容（有4種刮痧手法）→②項叢→③大椎→④太陽→⑤曲池→⑥血海→⑦足三里→⑧太衝→⑨合谷。

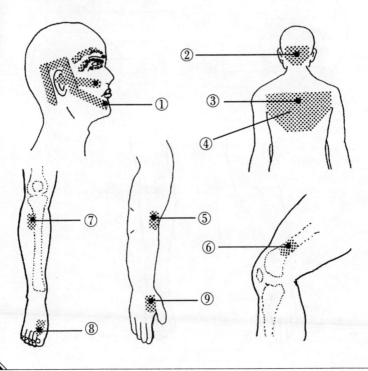

(6)上瞼下垂

【主要症狀】上瞼提肌功能不全或喪失導致上瞼無法提起而遮蓋部分或全部瞳孔的疾病。不痛不癢，自覺患側眼睛無法睜大，影響視覺。

【括痧順序】刮①臉部美容（有 4 種刮痧手法）→②項叢→③太陽→④合谷→⑤足三里→⑥三陰交→⑦四神聰。

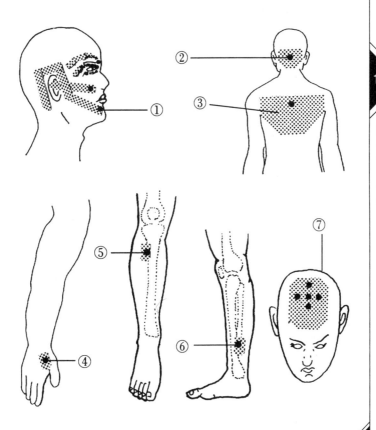

(7) 青光眼

【主要症狀】眼壓異常增高的狀態，有急性與慢性之分，多半是由於老化所致。另外，先天性房水出口狹窄，車禍後遺症及其他全身疾病的續發也是原因。急性時結膜充血、眼痛、頭痛、視力突然減退、噁心。慢性時眼睛疲勞、視線模糊、在燈光周圍看到一圈彩虹。

【刮痧順序】刮①臉部美容（有 4 種刮痧手法）→②項叢→③太陽→④內關→⑤外關→⑥合谷→⑦足三里。

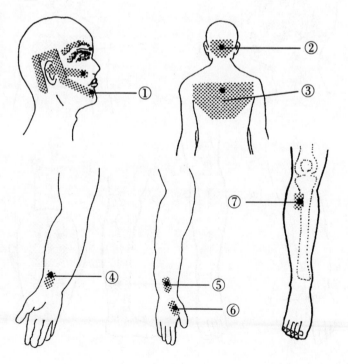

(8)急性淚囊炎

【主要症狀】淚囊部皮膚出現紅腫疼痛以及發熱等急性發炎症狀。

【刮痧順序】刮①臉部美容（有 4 種刮痧手法）→②項叢→③曲池→④合谷。

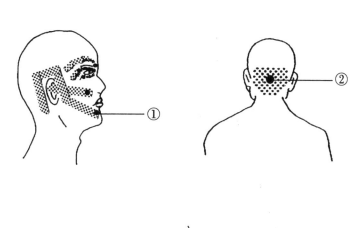

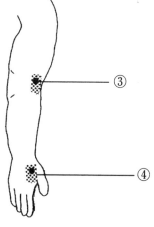

(9) 麥粒腫

【主要症狀】患部皮膚紅腫，碰觸時有結節和壓痛。

【括痧順序】刮①臉部美容（有 4 種刮痧手法）→②項叢→③太陽→④曲池→⑤合谷。

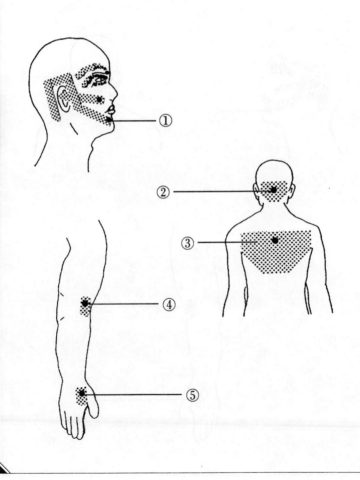

15. 耳鼻喉科疾病

(1) 耳　聾

【主要症狀】不同程度的聽力減退，甚至失聰。
先天性內耳及聽神經受損、甲狀腺功能減退、生產過
程缺氧及外傷，以及後天性罹患傷寒、腦膜炎、內耳
化膿及猩紅熱等，都是原因。

【括痧順序】刮①四神聰→②全耳周圍刮痧→③
項叢→④脾俞→⑤腎俞→⑥外關→⑦中渚→⑧陽陵
泉→⑨足三里→⑩三陰交→⑪太谿。

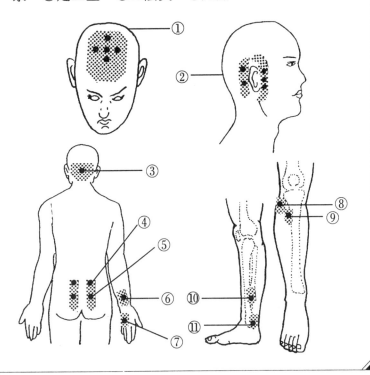

(2)耳　鳴

【主要症狀】單耳或雙耳耳內嗡嗡作響或如蟬鳴而妨礙聽覺的疾病。原因大致與耳聾相同。

【括痧順序】刮①全耳周圍刮痧→②項叢→③心俞→④腎俞→⑤內關→⑥神門→⑦足三里→⑧太谿→⑨太衝。

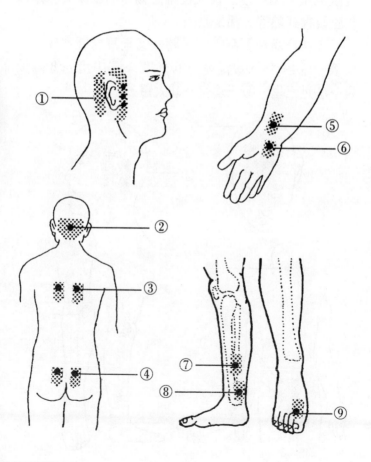

(3) 外耳道炎

【主要症狀】慢性者多半耳內發癢、感覺不適，有少量耳漏及聽力減退。急性者外耳道發癢、疼痛並有少許耳漏。

【括痧順序】刮①全耳周圍刮痧→②項叢→③內關→④合谷→⑤少商→⑥外關。

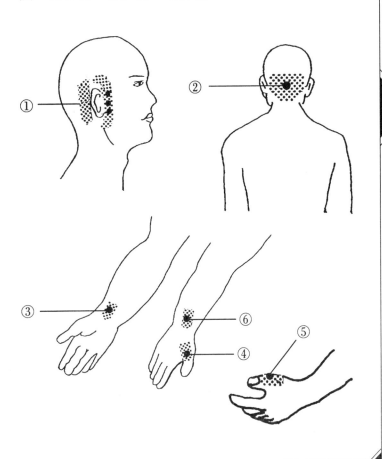

(4)急性化膿性中耳炎

【主要症狀】發生於中耳的急性發炎症狀。幾乎都是由於感冒造成鼻子、喉嚨發炎所致,以嬰幼兒較多見。放任不管,膿會積存在中耳使鼓膜破裂,然後流出。一旦膿流出,症狀就會隨之減輕。

主要症狀是耳痛、發燒,疼痛會擴散到牙與頭部,引起聽力減退或耳鳴。

【括痧順序】刮①全耳周圍刮痧→②項叢→③氣海→④關元→⑤列缺→⑥少商→⑦足三里→⑧三陰交8→⑨曲池→⑩外關。

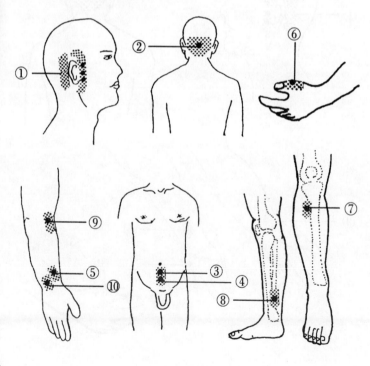

(5)慢性化膿性中耳炎

【主要症狀】鼓膜穿孔形成慢性化中耳發炎的症狀。一旦感冒或洗髮使得鼓膜的穿孔有水流入，或因過勞、喝酒而使體力減退時，都會復發。放任不管，會使耳朵內部變形、聽力減退。主要症狀是耳內流膿、聽力減退、視力下降。

【括痧順序】刮①全耳周圍刮痧→②項叢→③夾脊→④外關→⑤合谷→⑥陰陵泉→⑦足三里→⑧豐隆→⑨曲池。

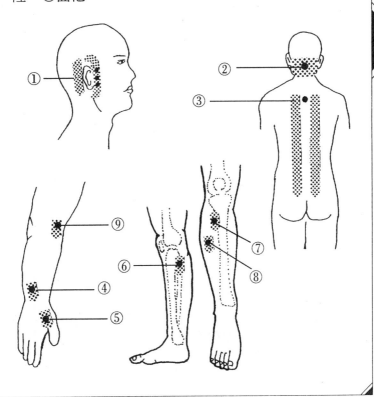

(6) 鼻 淵

【主要症狀】流腥臭鼻涕，量多不止，鼻塞、嗅覺減退。

【括痧順序】刮①臉部美容（有4種刮痧手法）→②項叢→③項三線→④太陽→⑤膻中→⑥中脘→⑦天樞→⑧關元→⑨曲池→⑩合谷→⑪足三里→⑫豐隆。

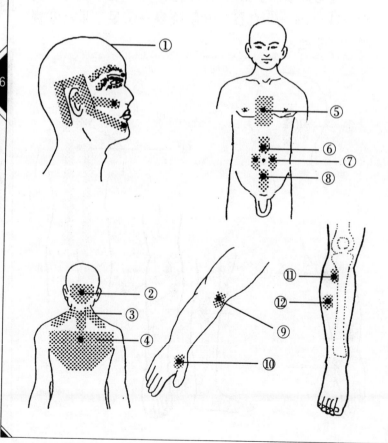

(7)急性鼻炎

【主要症狀】由於傷風感冒，細菌進入鼻黏膜而引起。起初發燒、鼻內發癢、打噴嚏、鼻塞、流鼻涕，3～4天後轉為黃色膿狀鼻涕，會伴隨出現頭痛、嗅覺障礙等症狀。

【括痧順序】刮①四神聰→②臉部美容（有4種刮痧手法）→③項叢→④中府→⑤膻中→⑥尺澤→⑦列缺→⑧合谷→⑨足三里。

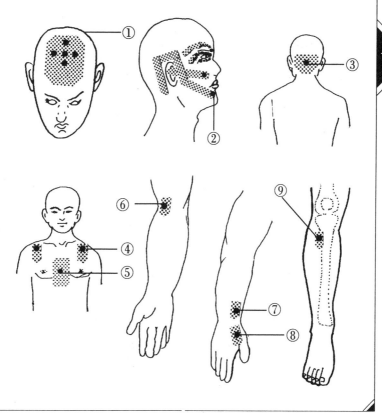

(8)慢性鼻炎

【主要症狀】急性鼻炎屢次復發、不癒，就會轉為慢性鼻炎。鼻塞在睡覺時加重、鼻涕增多。會出現間歇性、交替性鼻塞，處於乾冷、污濁的空氣中，或過度疲勞、喝酒時，都會使症狀加重。

【刮痧順序】刮①四神聰→②臉部美容（有４種刮痧手法）→③項叢→④太陽→⑤尺澤→⑥列缺→⑦合谷→⑧足三里。

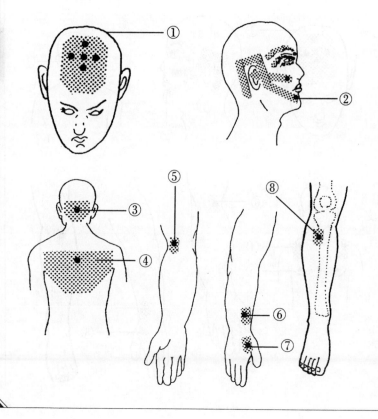

(9) 鼻竇炎

【主要症狀】鼻腔黏膜的發炎症狀。又名鼻蓄膿症，有急性與慢性之分。慢性見於流的膿涕多為黃、綠或灰綠色，患側經常鼻塞，出現嗅覺障礙。急性見於鼻塞，分泌物為膿性，嗅覺減退，出現觸痛或壓痛。

【括痧順序】刮①四神聰→②臉部美容（有 4 種刮痧手法）→③項叢→④太陽→⑤曲池→⑥列缺→⑦合谷→⑧足三里→⑨陽陵泉。

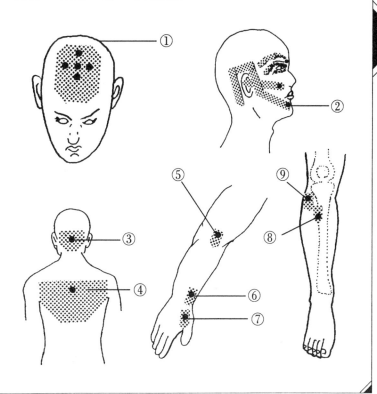

(10)失 音

【主要症狀】聲音嘶啞，甚至沒有聲音。

【括痧順序】刮①項叢→②項三線→③太陽→④天突→⑤中府→⑥膻中→⑦尺澤→⑧魚際→⑨列缺→⑩合谷→⑪足三里。

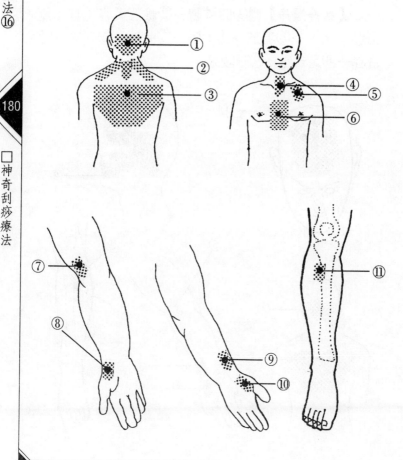

(11) 急性扁桃腺炎

【主要症狀】發冷、發熱，喉嚨、耳朵、頸部疼痛，吞嚥時喉嚨有刺痛感。發病關鍵是感冒與過度疲勞。通常會發燒到 39℃ 左右，幼兒則可能出現將近 40 度的高燒。咳嗽時症狀加重。

【括痧順序】刮①項叢→②項三線→③天突→④曲池→⑤外關→⑥合谷→⑦魚際→⑧足三里。

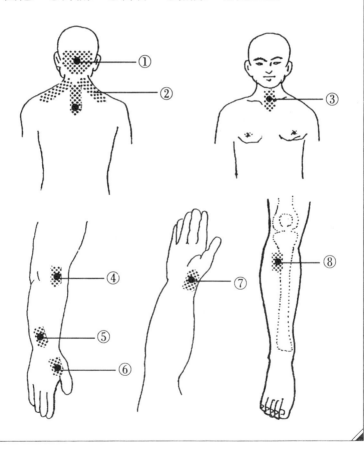

(12)慢性扁桃腺炎

【主要症狀】幾乎沒有自覺症狀，有時會出現輕度發燒或咳嗽，但是容易復發。可能會成為引起腎炎、風濕性疾病的原因。容易反覆出現咽痛、感冒，扁桃腺周圍有膿腫。

【括痧順序】刮①項叢→②項三線→③膻中→④曲池→⑤列缺→⑥合谷→⑦足三里→⑧三陰交→⑨太谿。

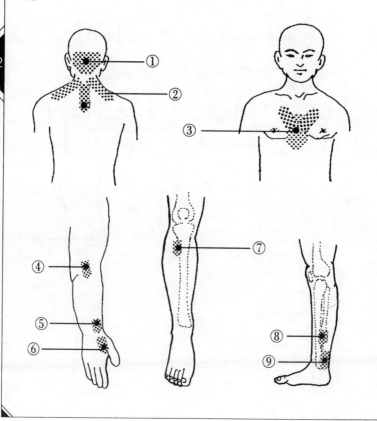

(13)急性咽炎

【主要症狀】起於咽部乾燥、有熱感，繼而引起疼痛、吞嚥困難，會伴隨出現頭痛、發燒、惡寒等症狀。

【括痧順序】刮①項叢→②肺俞→③天突→④曲池→⑤尺澤→⑥外關→⑦合谷→⑧足三里→⑨陽陵泉→⑩魚際。

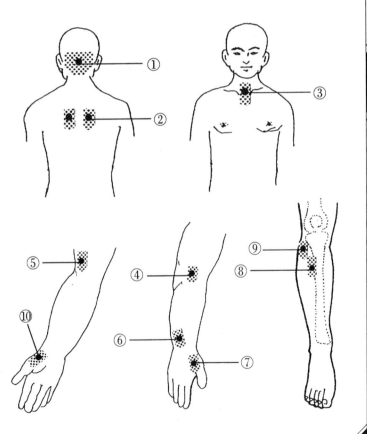

(14) 慢性咽炎

【主要症狀】咽部乾燥、灼熱、刺痛、發癢、有
異物感。早晨經常咳出稠痰，出現噁心、嘔吐等症
狀。

【括痧順序】刮①項叢→②太陽→③腎俞→④曲
池→⑤尺澤→⑥列缺→⑦外關→⑧合谷→⑨魚際→⑩
足三里→⑪陽陵泉→⑫三陰交→⑬太谿。

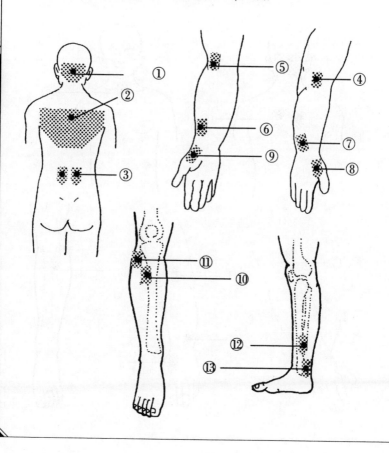

(15) 牙周病

【主要症狀】牙齦的慢性疾病，又稱為牙周炎。口中細菌、牙齒咬合不良、磨牙及糖尿病都是原因。主要症狀是牙齦出血、口臭、口中發黏、牙齦流膿、牙齦疼痛、牙齒鬆動、咀嚼無力、遇冷熱皆感不適。

【括痧順序】刮①四神聰→②頭側→③雙翼飛→④項叢→⑤神門→⑥合谷。

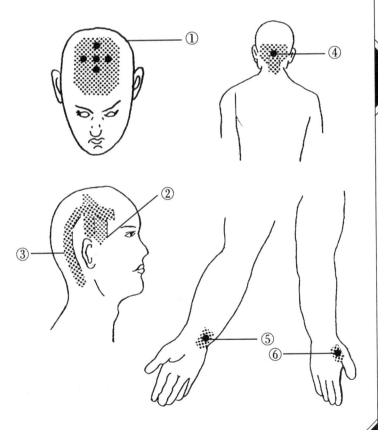

大展出版社有限公司
品冠文化出版社

圖書目錄

地址：台北市北投區(石牌)
　　　致遠一路二段 12 巷 1 號
郵撥：01669551＜大展＞
　　　19346241＜品冠＞

電話：(02) 28236031
　　　　28236033
　　　　28233123
傳真：(02) 28272069

・熱 門 新 知・品冠編號 67

1.	圖解基因與 DNA	（精）	中原英臣主編	230 元
2.	圖解人體的神奇	（精）	米山公啟主編	230 元
3.	圖解腦與心的構造	（精）	永田和哉主編	230 元
4.	圖解科學的神奇	（精）	鳥海光弘主編	230 元
5.	圖解數學的神奇	（精）	柳 谷 晃著	250 元
6.	圖解基因操作	（精）	海老原充主編	230 元
7.	圖解後基因組	（精）	才園哲人著	230 元
8.	圖解再生醫療的構造與未來		才園哲人著	230 元
9.	圖解保護身體的免疫構造		才園哲人著	230 元
10.	90 分鐘了解尖端技術的結構		志村幸雄著	280 元

・名 人 選 輯・品冠編號 671

1.	佛洛伊德	傳陽主編	200 元
2.	莎士比亞	傳陽主編	200 元
3.	蘇格拉底	傳陽主編	200 元
4.	盧梭	傳陽主編	200 元

・圍 棋 輕 鬆 學・品冠編號 68

1.	圍棋六日通	李曉佳編著	160 元
2.	布局的對策	吳玉林等編著	250 元
3.	定石的運用	吳玉林等編著	280 元
4.	死活的要點	吳玉林等編著	250 元

・象 棋 輕 鬆 學・品冠編號 69

1.	象棋開局精要	方長勤審校	280 元
2.	象棋中局薈萃	言穆江著	280 元

・生 活 廣 場・品冠編號 61

1.	366 天誕生星	李芳黛譯	280 元

2. 366 天誕生花與誕生石　　　　　　李芳黛譯　280 元
3. 科學命相　　　　　　　　　　　　淺野八郎著　220 元
4. 已知的他界科學　　　　　　　　　陳蒼杰譯　220 元
5. 開拓未來的他界科學　　　　　　　陳蒼杰譯　220 元
6. 世紀末變態心理犯罪檔案　　　　　沈永嘉譯　240 元
7. 366 天開運年鑑　　　　　　　　　林廷宇編著　230 元
8. 色彩學與你　　　　　　　　　　　野村順一著　230 元
9. 科學手相　　　　　　　　　　　　淺野八郎著　230 元
10. 你也能成為戀愛高手　　　　　　　柯富陽編著　220 元
11. 血型與十二星座　　　　　　　　　許淑瑛編著　230 元
12. 動物測驗—人性現形　　　　　　　淺野八郎著　200 元
13. 愛情、幸福完全自測　　　　　　　淺野八郎著　200 元
14. 輕鬆攻佔女性　　　　　　　　　　趙奕世編著　230 元
15. 解讀命運密碼　　　　　　　　　　郭宗德著　200 元
16. 由客家了解亞洲　　　　　　　　　高木桂藏著　220 元

・女醫師系列・ 品冠編號 62

1. 子宮內膜症　　　　　　　　　　　國府田清子著　200 元
2. 子宮肌瘤　　　　　　　　　　　　黑島淳子著　200 元
3. 上班女性的壓力症候群　　　　　　池下育子著　200 元
4. 漏尿、尿失禁　　　　　　　　　　中田真木著　200 元
5. 高齡生產　　　　　　　　　　　　大鷹美子著　200 元
6. 子宮癌　　　　　　　　　　　　　上坊敏子著　200 元
7. 避孕　　　　　　　　　　　　　　早乙女智子著　200 元
8. 不孕症　　　　　　　　　　　　　中村春根著　200 元
9. 生理痛與生理不順　　　　　　　　堀口雅子著　200 元
10. 更年期　　　　　　　　　　　　　野末悅子著　200 元

・傳統民俗療法・ 品冠編號 63

1. 神奇刀療法　　　　　　　　　　　潘文雄著　200 元
2. 神奇拍打療法　　　　　　　　　　安在峰著　200 元
3. 神奇拔罐療法　　　　　　　　　　安在峰著　200 元
4. 神奇艾灸療法　　　　　　　　　　安在峰著　200 元
5. 神奇貼敷療法　　　　　　　　　　安在峰著　200 元
6. 神奇薰洗療法　　　　　　　　　　安在峰著　200 元
7. 神奇耳穴療法　　　　　　　　　　安在峰著　200 元
8. 神奇指針療法　　　　　　　　　　安在峰著　200 元
9. 神奇藥酒療法　　　　　　　　　　安在峰著　200 元
10. 神奇藥茶療法　　　　　　　　　　安在峰著　200 元
11. 神奇推拿療法　　　　　　　　　　張貴荷著　200 元
12. 神奇止痛療法　　　　　　　　　　漆浩著　200 元
13. 神奇天然藥食物療法　　　　　　　李琳編著　200 元

14. 神奇新穴療法　　　　　　　吳德華編著　200元
15. 神奇小針刀療法　　　　　　韋丹主編　　200元

・常見病藥膳調養叢書・品冠編號631

1. 脂肪肝四季飲食　　　　　　蕭守貴著　　200元
2. 高血壓四季飲食　　　　　　秦玖剛著　　200元
3. 慢性腎炎四季飲食　　　　　魏從強著　　200元
4. 高脂血症四季飲食　　　　　薛輝著　　　200元
5. 慢性胃炎四季飲食　　　　　馬秉祥著　　200元
6. 糖尿病四季飲食　　　　　　王耀獻著　　200元
7. 癌症四季飲食　　　　　　　李忠著　　　200元
8. 痛風四季飲食　　　　　　　魯焰主編　　200元
9. 肝炎四季飲食　　　　　　　王虹等著　　200元
10. 肥胖症四季飲食　　　　　　李偉等著　　200元
11. 膽囊炎、膽石症四季飲食　　謝春娥著　　200元

・彩色圖解保健・品冠編號64

1. 瘦身　　　　　　　　　　　主婦之友社　300元
2. 腰痛　　　　　　　　　　　主婦之友社　300元
3. 肩膀痠痛　　　　　　　　　主婦之友社　300元
4. 腰、膝、腳的疼痛　　　　　主婦之友社　300元
5. 壓力、精神疲勞　　　　　　主婦之友社　300元
6. 眼睛疲勞、視力減退　　　　主婦之友社　300元

・休閒保健叢書・品冠編號641

1. 瘦身保健按摩術　　　　　　聞慶漢主編　200元
2. 顏面美容保健按摩術　　　　聞慶漢主編　200元
3. 足部保健按摩術　　　　　　聞慶漢主編　200元
4. 養生保健按摩術　　　　　　聞慶漢主編　280元

・心 想 事 成・品冠編號65

1. 魔法愛情點心　　　　　　　結城莫拉著　120元
2. 可愛手工飾品　　　　　　　結城莫拉著　120元
3. 可愛打扮 & 髮型　　　　　結城莫拉著　120元
4. 撲克牌算命　　　　　　　　結城莫拉著　120元

・少 年 偵 探・品冠編號66

1. 怪盜二十面相　　（精）江戶川亂步著　特價189元
2. 少年偵探團　　　（精）江戶川亂步著　特價189元

3. 妖怪博士　　　　（精）江戶川亂步著　特價 189 元
4. 大金塊　　　　　（精）江戶川亂步著　特價 230 元
5. 青銅魔人　　　　（精）江戶川亂步著　特價 230 元
6. 地底魔術王　　　（精）江戶川亂步著　特價 230 元
7. 透明怪人　　　　（精）江戶川亂步著　特價 230 元
8. 怪人四十面相　　（精）江戶川亂步著　特價 230 元
9. 宇宙怪人　　　　（精）江戶川亂步著　特價 230 元
10. 恐怖的鐵塔王國　（精）江戶川亂步著　特價 230 元
11. 灰色巨人　　　　（精）江戶川亂步著　特價 230 元
12. 海底魔術師　　　（精）江戶川亂步著　特價 230 元
13. 黃金豹　　　　　（精）江戶川亂步著　特價 230 元
14. 魔法博士　　　　（精）江戶川亂步著　特價 230 元
15. 馬戲怪人　　　　（精）江戶川亂步著　特價 230 元
16. 魔人銅鑼　　　　（精）江戶川亂步著　特價 230 元
17. 魔法人偶　　　　（精）江戶川亂步著　特價 230 元
18. 奇面城的秘密　　（精）江戶川亂步著　特價 230 元
19. 夜光人　　　　　（精）江戶川亂步著　特價 230 元
20. 塔上的魔術師　　（精）江戶川亂步著　特價 230 元
21. 鐵人Ｑ　　　　　（精）江戶川亂步著　特價 230 元
22. 假面恐怖王　　　（精）江戶川亂步著　特價 230 元
23. 電人Ｍ　　　　　（精）江戶川亂步著　特價 230 元
24. 二十面相的詛咒　（精）江戶川亂步著　特價 230 元
25. 飛天二十面相　　（精）江戶川亂步著　特價 230 元
26. 黃金怪獸　　　　（精）江戶川亂步著　特價 230 元

·武 術 特 輯· 大展編號 10

1. 陳式太極拳入門　　　　　　　馮志強編著　180 元
2. 武式太極拳　　　　　　　　　郝少如編著　200 元
3. 中國跆拳道實戰 100 例　　　　岳維傳著　220 元
4. 教門長拳　　　　　　　　　　蕭京凌編著　150 元
5. 跆拳道　　　　　　　　　　　蕭京凌編譯　180 元
6. 正傳合氣道　　　　　　　　　程曉鈴譯　200 元
7. 實用雙節棍　　　　　　　　　吳志勇編著　200 元
8. 格鬥空手道　　　　　　　　　鄭旭旭編著　200 元
9. 實用跆拳道　　　　　　　　　陳國榮編著　200 元
10. 武術初學指南　　　李文英、解守德編著　250 元
11. 泰國拳　　　　　　　　　　　陳國榮著　180 元
12. 中國式摔跤　　　　　　　　　黃　斌編著　180 元
13. 太極劍入門　　　　　　　　　李德印編著　180 元
14. 太極拳運動　　　　　　　　　運動司編　250 元
15. 太極拳譜　　　　　　　清·王宗岳等著　280 元
16. 散手初學　　　　　　　　　　冷　峰編著　200 元
17. 南拳　　　　　　　　　　　　朱瑞琪編著　180 元

18. 吳式太極劍 王培生著 200 元
19. 太極拳健身與技擊 王培生著 250 元
20. 秘傳武當八卦掌 狄兆龍著 250 元
21. 太極拳論譚 沈 壽著 250 元
22. 陳式太極拳技擊法 馬 虹著 250 元
23. 三十四式 三十二式 太極劍 闞桂香著 180 元
24. 楊式秘傳 129 式太極長拳 張楚全著 280 元
25. 楊式太極拳架詳解 林炳堯著 280 元
26. 華佗五禽劍 劉時榮著 180 元
27. 太極拳基礎講座：基本功與簡化 24 式 李德印著 250 元
28. 武式太極拳精華 薛乃印著 200 元
29. 陳式太極拳拳理闡微 馬 虹著 350 元
30. 陳式太極拳體用全書 馬 虹著 400 元
31. 張三豐太極拳 陳占奎著 200 元
32. 中國太極推手 張 山主編 300 元
33. 48 式太極拳入門 門惠豐編著 220 元
34. 太極拳奇人奇功 嚴翰秀編著 250 元
35. 心意門秘籍 李新民編著 220 元
36. 三才門乾坤戊己功 王培生編著 220 元
37. 武式太極劍精華＋VCD 薛乃印編著 350 元
38. 楊式太極拳 傅鐘文演述 200 元
39. 陳式太極拳、劍 36 式 闞桂香編著 250 元
40. 正宗武式太極拳 薛乃印著 220 元
41. 杜元化＜太極拳正宗＞考析 王海洲等著 300 元
42. ＜珍貴版＞陳式太極拳 沈家楨著 280 元
43. 24 式太極拳＋VCD 中國國家體育總局著 350 元
44. 太極推手絕技 安在峰編著 250 元
45. 孫祿堂武學錄 孫祿堂著 300 元
46. ＜珍貴本＞陳式太極拳精選 馮志強著 280 元
47. 武當趙堡太極拳小架 鄭悟清傳授 250 元
48. 太極拳習練知識問答 邱丕相主編 220 元
49. 八法拳 八法槍 武世俊著 220 元
50. 地趟拳＋VCD 張憲政著 350 元
51. 四十八式太極拳＋DVD 楊 靜演示 400 元
52. 三十二式太極劍＋VCD 楊 靜演示 300 元
53. 隨曲就伸 中國太極拳名家對話錄 余功保著 300 元
54. 陳式太極拳五功八法十三勢 闞桂香著 200 元
55. 六合螳螂拳 劉敬儒等著 280 元
56. 古本新探華佗五禽戲 劉時榮編著 180 元
57. 陳式太極拳養生功＋VCD 陳正雷著 350 元
58. 中國循經太極拳二十四式教程 李兆生著 300 元
59. ＜珍貴本＞太極拳研究 唐豪・顧留馨著 250 元
60. 武當三豐太極拳 劉嗣傳著 300 元
61. 楊式太極拳體用圖解 崔仲三編著 400 元

62. 太極十三刀	張耀忠編著	230 元
63. 和式太極拳譜＋VCD	和有祿編著	450 元
64. 太極內功養生術	關永年著	300 元
65. 養生太極推手	黃康輝編著	280 元
66. 太極推手祕傳	安在峰編著	300 元
67. 楊少侯太極拳用架真詮	李璉編著	280 元
68. 細說陰陽相濟的太極拳	林冠澄著	350 元
69. 太極內功解祕	祝大彤編著	280 元
70. 簡易太極拳健身功	王建華著	180 元
71. 楊氏太極拳真傳	趙斌等著	380 元
72. 李子鳴傳梁式直趟八卦六十四散手掌	張全亮編著	200 元
73. 炮捶 陳式太極拳第二路	顧留馨著	330 元
74. 太極推手技擊傳真	王鳳鳴編著	300 元
75. 傳統五十八式太極劍	張楚全編著	200 元
76. 新編太極拳對練	曾乃梁編著	280 元
77. 意拳拳學	王薌齋創始	280 元
78. 心意拳練功竅要	馬琳璋著	300 元
79. 形意拳搏擊的理與法	買正虎編著	300 元
80. 拳道功法學	李玉柱編著	300 元
81. 精編陳式太極拳拳劍刀	武世俊編著	300 元
82. 現代散打	梁亞東編著	200 元
83. 形意拳械精解（上）	邸國勇編著	480 元
84. 形意拳械精解（下）	邸國勇編著	480 元
85. 楊式太極拳詮釋【理論篇】	王志遠編著	200 元
86. 楊式太極拳詮釋【練習篇】	王志遠編著	280 元
87. 中國當代太極拳精論集	余功保主編	500 元
88. 八極拳運動全書	安在峰編著	480 元
89. 陳氏太極長拳 108 式＋VCD	王振華著	350 元

・彩色圖解太極武術・ 大展編號 102

1. 太極功夫扇	李德印編著	220 元
2. 武當太極劍	李德印編著	220 元
3. 楊式太極劍	李德印編著	220 元
4. 楊式太極刀	王志遠著	220 元
5. 二十四式太極拳(楊式)＋VCD	李德印編著	350 元
6. 三十二式太極劍(楊式)＋VCD	李德印編著	350 元
7. 四十二式太極劍＋VCD	李德印編著	350 元
8. 四十二式太極拳＋VCD	李德印編著	350 元
9. 16 式太極拳 18 式太極劍＋VCD	崔仲三著	350 元
10. 楊氏 28 式太極拳＋VCD	趙幼斌著	350 元
11. 楊式太極拳 40 式＋VCD	宗維潔編著	350 元
12. 陳式太極拳 56 式＋VCD	黃康輝等著	350 元
13. 吳式太極拳 45 式＋VCD	宗維潔編著	350 元

國家圖書館出版品預行編目資料

神奇刮痧療法／童佼寅　主編
　　——初版，——臺北市，品冠文化，2007〔民96〕
　　面；21公分，——（傳統民俗療法；16）
　　ISBN　978-957-468-534-9（平裝）
　　1. 刮痧
413. 952　　　　　　　　　　　　　　96003918

神奇**刮痧**療法

ISBN 978-957-468-534-9

主　　編／童　佼　寅
責任編輯／劉　芊　沁
發 行 人／蔡　孟　甫
出 版 者／品冠文化出版社
社　　址／台北市北投區（石牌）致遠一路2段12巷1號
電　　話／（02）28233123・28236031・28236033
傳　　眞／（02）28272069
郵政劃撥／19346241
網　　址／www.dah-jaan.com.tw
E - mail ／ service@dah-jaan.com.tw
承 印 者／國順文具印刷行
裝　　訂／建鑫印刷裝訂有限公司
排 版 者／弘益電腦排版有限公司
初版1刷／2007年（民96年）6月

定　價／200元

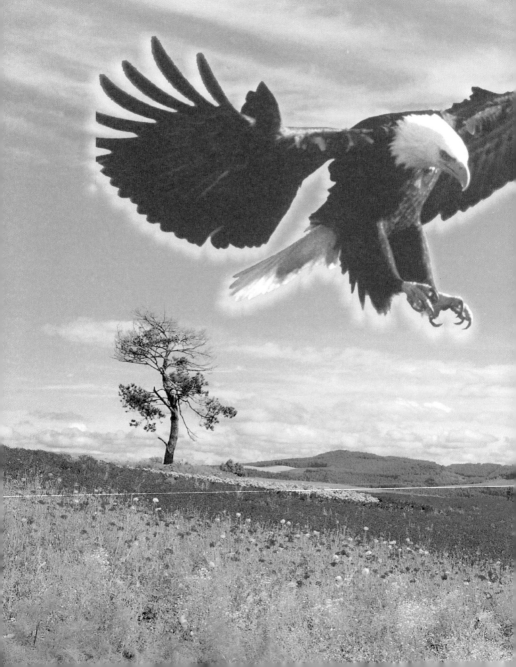

大展好書　好書大展
品嘗好書　冠群可期

大展好書　好書大展
品嘗好書　冠群可期